La ciencia del buen dormir

Prácticos
Vivir Mejor

Dr. Javier Albares

La ciencia del buen dormir

PENÍNSULA

Ediciones Península,
Avda. Diagonal, 662-664 08034 Barcelona
edicionespeninsula@planeta.es
www.edicionespeninsula.com

Adaptación de la cubierta: Booket / Área Editorial Grupo Planeta
Ilustración de la cubierta: © Filo / Digital Vision Vectors / Getty Images
Primera edición en Colección Booket: septiembre de 2024
Segunda impresión: febrero de 2025
Tercera impresión: mayo de 2025
Cuarta impresión: febrero de 2026

Depósito legal: B. 13.419-2024
ISBN: 978-84-1100-287-5
Impreso en España

Biografía

El Dr. Javier Albares, licenciado en Medicina y Cirugía y especialista en Neurofisiología Clínica, es miembro de la Sociedad Española del Sueño (SES) y de la European Sleep Research Society. Coordina un amplio equipo de profesionales para la atención de los distintos problemas relacionados con el sueño en el Centro Médico Teknon. Le avalan más de veinte años de experiencia y 17.000 pacientes atendidos. Su actividad se centra en el tratamiento de todo tipo de patologías: trastornos respiratorios del sueño, insomnio, síndrome de piernas inquietas, parasomnias, trastornos del ritmo circadiano, narcolepsia... Imparte múltiples conferencias y cursos y se ha convertido en una referencia en su campo.

@doctoralbares_medicinadelsueno

A Pau, Xavi y Mire

*A todas las personas
que de alguna forma me
habéis dado vuestro amor
desinteresadamente*

La mejor medicina es enseñarle a la gente cómo no necesitarla.

HIPÓCRATES

Cura a veces, aliviar con frecuencia, consuela siempre.

HIPÓCRATES

Índice

INTRODUCCIÓN

Si te dijera que existe un tratamiento revolucionario que te permitirá vivir más plenamente y más años, algo capaz de mejorar tu inteligencia emocional y tu empatía, un método que te hará sentir menos irritable, más feliz y más productivo y que incluso te hará más simpático y atractivo… ¿Lo querrías?

Si, además, este mismo tratamiento te permitiese mantenerte en tu peso ideal y disminuir el riesgo de sufrir todo tipo de enfermedades, entre ellas la demencia, el cáncer, el infarto de miocardio y cerebrovascular, y también la diabetes, quizá pensarías que debe de ser tan caro que está fuera de tu alcance.

Pues bien, tengo muy buenas noticias: ese maravilloso tratamiento está al alcance de tu mano. De hecho, es completamente gratuito. Simplemente tienes que dormir bien.

En este libro entenderás la importancia de dormir las horas necesarias, en el momento adecuado y con la profundidad y la continuidad correctas, para sacar así el máximo partido de un buen descanso.

Debo confesar que, a veces, mientras reflexionaba y escribía estas páginas, no pude evitar emocionarme. Creo que algunos de estos momentos de intimidad quedan reflejados en el libro. Y es que mucho de lo que sé en esta vida se lo debo a mis pacientes. Y no me refiero únicamente a conocimientos médicos (que también, ya que pocas cosas enseñan tanto en medicina como atender pacientes), me refiero a nivel personal.

En el cuarto año de mi formación en la especialidad de neurofisiología clínica, cuando estaba en la veintena, empecé a visitar pacientes con distintos trastornos del sueño. Eso me permitió ver cómo diferentes estilos de vida, decisiones tomadas en momentos cruciales, hábitos o la capacidad de gestión emocional, entre muchas otras cosas, pueden llevar a que tu vida tome rumbos muy diferentes, y dicho aprendizaje ha sido crucial para mi crecimiento y mi maduración personal. Sin duda, en esta vida, lo que más nos enseña son nuestras propias experiencias, nuestras decisiones y sus consecuencias. No hay mejor aprendizaje que equivocarse, y todos tenemos que cometer errores. Aun así, la oportunidad de analizar cómo han lidiado con sus dificultades otras muchas personas, en distintas etapas vitales, y las consecuencias que acarrean, es una información de extrema valía.

En mis primeros meses de ejercer como médico, cuando me encontraba con una consulta de insomnio, siempre aparecían un cierto nerviosismo y muchas dudas. ¿Seré capaz de ayudar a mi paciente a dormir mejor? ¿Podré descubrir el motivo por el que no duerme? ¿Cómo debería revisar la historia clínica para obtener la información necesaria? ¿Cómo hacer que el paciente se sienta lo suficientemente cómodo para explicarle sus intimidades a una persona que acaba de conocer? ¿Y si no soy lo suficientemente bueno o no tengo la experiencia necesaria para llegar a un correcto diagnóstico y pautar el tratamiento más adecuado?

Entonces yo era muy joven, y tenía que ayudar a dormir mejor a personas con mucho más bagaje de vida, muchas más experiencias y recursos ante situaciones en las que yo ni siquiera podía imaginar vivir. ¿Querrían los pacientes abrirse ante un médico jovenzuelo como yo? ¿Explicarle sus vidas? ¿Confiar en una persona a la que doblaban en edad?

Puedo decir que hubo de todo. Si hoy volviera a encontrarme con muchos de aquellos casos iniciales, seguramente seguiría pasos distintos tanto en el diagnóstico como en la decisión terapéutica. En gran parte, por los conocimientos que me ha dado la experiencia, pero también por la formación continua que los médicos debemos seguir para estar a la altura de tan tremenda responsabilidad: ayudar a alguien enfermo, que está sufriendo y que deposita toda su confianza en ti.

En todo caso, a partir de lo que vi ya en los primeros años de ejercer, me quedaron claros qué caminos no hay que tomar, pues llevan directamente al caos, a la ansiedad, a trastornos del estado de ánimo y al insomnio. Sin ser para nada mi objetivo inicial, desde el principio, mientras intentaba ayudar a mis pacientes con trastornos del sueño, recibí verdaderas lecciones de vida.

Hoy, con más de veinte años de experiencia, sigo aprendiendo día a día, me sigo formando e informando de todos los avances en este campo. En este libro he querido transmitir la satisfacción que me produce mi trabajo. La medicina del sueño es un campo enormemente agradecido, porque lograr un buen descanso te puede cambiar la vida. Y nosotros, los médicos, tenemos la suerte de estar ahí para verlo.

En la primera parte del libro aprenderás las características del sueño y su función. El mundo de la medicina del sueño y la cronobiología es tremendamente amplio y complejo, pero aquí encontrarás la información más básica explicada de forma cercana y comprensible. Entenderás qué pasa cuando se duerme y por qué es fundamental dormir bien.

En la segunda parte, expongo los trastornos del sueño más habituales, sus causas y sus tratamientos. Hablaré de varios trastornos, como la apnea o el síndrome de retraso de fase del sueño, pero el que sufren más personas es sin duda el insomnio. En el capítulo dedicado al insomnio incluyo unas herramientas que, aunque son poco habituales en la literatura científica sobre el sueño, se revelan cada vez más útiles: se trata de las técnicas de *mindfulness* para ayudarte a descansar mejor. Un experto de mi equipo, Isaac Palomares, ha tenido la amabilidad de hacer su valiosísima contribución aquí para que tengas la oportunidad de aprender de la mano de un profesional en la materia, y yo no puedo sentirme más agradecido por ello.

Por último, en la tercera parte del libro, describo qué necesidades tenemos respecto al sueño en las distintas etapas de la vida. Puedes leer todos los capítulos o ir a buscar directamente el que más te afecta según tu edad o la edad de las personas que viven contigo.

En el caso de que no duermas bien, toda esta información te ayudará a identificar la raíz del problema. Puede ser una cuestión de hábitos, pero también es posible que padezcas un trastorno del sueño. Mi intención es darte las herramientas para que, como mínimo, puedas intuir qué te está pasando. Así podrás pedir ayuda al especialista adecuado, o incluso conseguirás solucionar el problema por ti mismo, si está en tus manos. Es decir, si tu problema del sueño es puramente una cuestión de hábitos, aquí encontrarás la solución; para el resto de los casos, te doy la información para dar con el tratamiento correcto.

Sea cual sea tu caso, debes saber que no hay fórmulas milagrosas que resuelvan todos los problemas. El método definitivo para dormir bien no existe. Muchas veces hablamos de trastornos médicos que requieren mucho más que un elixir del eterno buen sueño. No se debe frivolizar con ello.

El objetivo de este libro es establecer puentes entre el conocimiento científico en medicina del sueño y los conocimientos que tiene la sociedad en general. Se trata de un libro práctico, divulgativo, que puede responder a muchas de tus inquietudes. Sin embargo, es fundamental que tengas en cuenta que las pautas que encontrarás aquí no sustituyen la consulta con un profesional especialista. La información que te proporciono es un apoyo que en ningún caso reemplaza la relación que existe entre el lector y su médico.

1

LA VIDA ES SUEÑO

1
DORMIR, ¿PARA QUÉ?

Cada vez es menos necesario explicar por qué dormimos, ya que, gracias a la valiosa labor divulgativa de muchos compañeros durante las últimas tres décadas, la importancia de vivir bien dormido es algo cada vez más evidente para la población. Ahora mucha gente ya conoce el papel determinante del sueño para nuestra salud, nuestro bienestar emocional y físico, nuestra productividad y tantas otras funciones del cuerpo.

Pero esto no ha sido siempre así. Desde la invención de la luz eléctrica (1879), e incluso un siglo antes, desde los inicios de la Revolución industrial (1760), dormir empezó a considerarse algo banal y prescindible. Lejos quedaba la etapa romántica en la que genios como Shakespeare aprovechaban la mínima oportunidad para ensalzar las virtudes del sueño: «Disfruta el plácido y dulce rocío del descanso», «Sueño, dulce sueño, suave nodriza de la naturaleza».

Con la industrialización, se empezó a cultivar la idea de que dormir era perder el tiempo. Quién sabe, quizá esa mala idea se difundió para que la población pasase más tiempo trabajando y entrara en una rueda perversa de la que todavía no hemos conseguido escapar. El sueño pasó a considerarse algo inútil e innecesario, incluso un signo de debilidad.

Cuando el inventor Thomas Edison, en 1879, logró encender una bombilla incandescente con electricidad, las cosas se complicaron todavía más para Morfeo, el dios del sueño. La posibilidad de iluminar la noche facilitó grandes avances, pero a su vez supuso la pérdida de uno de los mayores sincronizadores de nuestros ritmos biológicos, el ciclo de luz-oscuridad. Se alteró un ciclo que durante cientos de miles de años había permitido al *Homo sapiens* vivir sincronizado con el planeta Tierra, adaptado a su rotación de 24 horas.

La progresiva incorporación de la luz eléctrica en los hogares cambió para siempre las características del sueño de nuestra especie. A esto se le sumó la política de desprestigio del sueño y desinformación sobre su importancia. El propio Edison afirmó que «dormir es un vestigio de nuestro pasado cavernícola y una auténtica pérdida de tiempo». Dos siglos más tarde, la primera ministra británica, Margaret Thatcher, tan contundente como siempre, dijo que «dormir es de débiles». Todavía hoy hay anuncios de televisión que animan a nuestros jóvenes a quedarse despiertos toda la noche para seguir un partido de la NBA. Todo ello sostiene la gran mentira de que permanecer despierto es señal de fortaleza y ha ocurrido ante la mirada impasible de la comunidad científica, que hasta hace poco no fue capaz de entender las funciones del sueño.

«Duermo cinco horas y me siento de maravilla», dicen muchos. Dormir poco incluso se considera un signo de virilidad, cuando la ciencia ha demostrado que los hombres privados de sueño tienen los testículos más pequeños, y menos y más torpes espermatozoides. ¿Te imaginas entrar en quirófano y que el cirujano te diga: «Tranquilo, todo va a salir bien, soy de ese tipo de personas que no necesita dormir más de cinco horas»? Voy a darte un consejo: si alguna vez te encuentras en esta situación y la anestesia te lo permite, ¡sal corriendo! En casos de privación de sueño, los errores médicos se multiplican por cuatro.

El cine también ha colaborado en el desprestigio del sueño. La segunda parte de la película *Wall Street* se titula *Wall Street 2: el dinero nunca duerme*. Pues quizá si durmiese nos habríamos ahorrado alguna que otra crisis financiera.

Pero la frase más mítica y de mayor calado en defensa de no dormir ha sido «ya dormiré cuando esté muerto». Muchas generaciones, entre ellas la mía, nos la creímos. Dormir parecía una pérdida de tiempo. ¡Con la cantidad de cosas que hay que hacer en esta vida, como para pasar un tercio de ella dormidos!

Párate a pensar un momento: si esto fuese así, si dormir fuese perder el tiempo, el mayor error de la madre naturaleza habría sido hacernos dedicar un tercio de nuestra vida a algo que no sirve para nada.

Efectivamente, el sueño ocupa un tercio de nuestras vidas, o al menos debería hacerlo. Sin embargo, la privación crónica de sueño en los países industrializados es una verdadera pandemia silenciosa que cada vez afecta a un mayor porcentaje de la población. Aproximadamente un 70 % de la población del mundo desarrollado duerme menos de ocho horas, el número de horas de sueño nocturno recomendado por la Organización Mundial de la Salud para la población adulta. Muchos llegan a dormir menos de seis horas.

¿Cómo sé si duermo bien?

Según la comunidad científica el sueño saludable es un «patrón multidimensional de sueño-vigilia, adaptado a las demandas individuales, sociales y ambientales, que promueve el bienestar físico y mental. La buena salud del sueño se caracteriza por la satisfacción subjetiva, el momento apropiado, la duración adecuada, la alta eficiencia y el estado de alerta sostenido durante las horas de vigilia».

Si quieres saber si tienes un sueño saludable, la mejor manera de saber si duermes suficiente es observar cómo

Escala SATED

		Nunca / rara vez (0)	A veces (1)	Normalmente / siempre (2)
Satisfacción	¿Está usted satisfecho con su sueño?			
Atención	¿Permanece usted despierto todo el día sin somnolencia?			
Tiempo	¿Permanece usted dormido (o intentando dormir) entre las 2 y las 4 h?			
Eficiencia	¿Tarda menos de treinta minutos en dormirse por la noche? (Esto incluye los despertares nocturnos.)			
Duración	¿Duerme siete horas o más cada día?			

Suma todos los campos

0 = mala calidad del sueño ⟷ 10 = buena calidad del sueño

te despiertas por las mañanas. ¿Tienes un despertar natural, sin necesidad de despertador? ¿Tu sueño es reparador y te levantas lleno de energía y vitalidad? ¿No necesitas tomar estimulantes como la cafeína durante el día? Si la respuesta a todas estas preguntas es «sí», ¡felicidades! Seguramente tienes un sueño saludable.

De todos modos, puesto que la satisfacción que sentimos con nuestro sueño es subjetiva, te invito a que respondas el cuestionario SATED sobre la calidad del sueño, desarrollado por la Universidad de Pittsburgh. Debes marcar la respuesta con una cruz y sumar los puntos obtenidos (0, 1 o 2) en cada respuesta. Si obtienes una puntuación de 10, presentas un sueño de lo más saludable. Por el contrario, cuanto más baja sea la puntuación, menor será la calidad de tu sueño.

¿Por qué dormimos?

La ciencia se ha tenido que emplear a fondo para entender para qué sirve dormir y desmitificar todas las barbaridades que se habían dicho durante más de un siglo. Afortunadamente, hoy muchas de las maravillosas funciones del sueño están ya más que demostradas. La evidencia científica y el tiempo —como por suerte suele pasar en esta vida— han puesto cada cosa en su lugar.

Sin embargo, la batalla está lejos de estar ganada. La ignorancia, en algunas ocasiones, y el desinterés, en otras, continúan en gran medida en la actualidad. Incluso dentro del campo de la medicina, se suele olvidar el alto índice de comorbilidad de patologías varias con patologías del sueño. *Comorbilidad* es un término que se utiliza cuando una persona sufre más de una enfermedad a la vez. Es decir, que las personas que duermen mal tienen más riesgo de sufrir otras enfermedades. ¿Cuántos infartos de miocardio se evitarían si se diagnosticase a tiempo la apnea obstructiva del sueño? ¿Cuántas demencias no llegarían nunca a aparecer si la población no estuviese privada de sueño de forma crónica? No deja de ser curioso que seamos la única especie del reino animal que se priva de dormir de manera voluntaria. Sin embargo, dormir es lo mejor que podemos hacer para restablecer nuestra salud física y mental.

Antes la salud se definía como la ausencia de enfermedad. Pero ahora en la definición de salud cada vez son más importantes conceptos como el bienestar, el rendimiento y la capacidad de adaptación. Sin duda, tener un sueño de calidad es fundamental para conseguir esos atributos. Y es que las funciones del sueño tienen mucho que ver con la salud:

1. Dormimos para recordar

Prevenir la demencia

De las múltiples funciones que tiene el sueño para nuestra salud, todas ellas importantes, quizá su relación con la memoria sea la más trascendental.

En un mundo en el que la esperanza de vida de la población no para de aumentar, el envejecimiento de la población es un hecho. Muchos expertos en salud pública señalan que este aumento está ligado, como parece lógico, con un aumento de la prevalencia de las enfermedades neurodegenerativas, entre ellas distintos tipos de demencias, como la enfermedad de Alzheimer. Por desgracia, hablamos de enfermedades devastadoras tanto para la persona que las sufre como para sus familiares y seres queridos. A su vez, existen muchas dudas de cómo se asumirá el inmenso coste socioeconómico que implican.

Distintas compañías farmacéuticas han llevado a cabo decenas de ensayos clínicos para encontrar soluciones a tan dramática situación. Pero no deberíamos dejarlo todo en manos de los medicamentos. Tenemos a nuestro alcance una forma sencilla y mucho más económica de disminuir la prevalencia de dichas patologías. Se ha demostrado que un sueño de cantidad y calidad suficiente es un importante factor neuroprotector ante el riesgo de sufrir demencia.

En el capítulo 2 profundizaré sobre lo siguiente, pero de momento déjame decirte que durante el sueño, principalmente durante las fases de sueño profundo de ondas lentas, se produce la limpieza de los residuos acumulados en el cerebro durante el día. Esta función la lleva a cabo el sistema glinfático, descubierto recientemente, ya que hasta hace poco se pensaba que el sistema nervioso central carecía de sistema linfático. Cuando dormimos, las neuronas disminuyen su tamaño, quedando más espacio libre entre ellas para que el líquido cefalorraquídeo pueda circular con mayor facilidad y arrastrar las toxinas depositadas allí durante la vigilia. Si me permites el símil, es como pasar la manguera por la noche para dejar el patio bien limpio y fresco. Uno de los productos de deshecho que se eliminan durante el sueño es la proteína beta amiloide, de textura pegajosa y que se va acumulando durante el día. Pues bien, el acúmulo de dicha proteína está directamente relacionado con el desarrollo del Alzheimer.

Recordar lo que aprendes

Pero la relación del sueño y la memoria va mucho más allá. El sueño es muy importante para todos nuestros procesos cognitivos. El sueño es básico para el aprendizaje, ya que prepara nuestro cerebro para poder crear nuevos recuerdos, pero también para consolidar todo lo aprendido.

Me han preguntado muchas veces si es mejor estudiar y después dormir, o dormir y después estudiar. Siempre respondo que la relación entre el descanso y la memoria es bidireccional. Si te quedas estudiando hasta tarde, el sueño posterior te ayudará a afianzar lo aprendido, pero solamente si duermes las horas necesarias; de lo contrario, el aprendizaje se verá afectado por la privación de sueño. Si optas por levantarte temprano para estudiar, pero no has dormido lo suficiente, tu cerebro no tendrá la capacidad óptima para fijar lo que intentas aprender. Por lo tanto, para sacar el máximo rendimiento a tus estudios, tienes que estudiar habiendo dormido lo suficiente, y después dormir todo lo necesario para que el aprendizaje se pueda fijar. Así pues, te puedo asegurar, y así lo han demostrado centenares de estudios, que el mejor favor que te puedes hacer para rendir en tus estudios o para ser productivo en tu trabajo es cuidar tu sueño.

Tu atención tiene un límite

Para nuestra memoria pasajera, la que nos permite ir absorbiendo nuevos datos, existe una parte crucial de nuestro cerebro: el hipocampo. Su capacidad es limitada, por lo que necesita ir vaciándose de forma periódica para estar en condiciones de almacenar nuevos datos. Es como el USB de nuestra memoria: está fácilmente disponible y es manejable, pero si sobrepasamos su capacidad (que es distinta en cada persona), la posibilidad de aprendizaje se bloquea o disminuye drásticamente. Entonces empiezas a confundir unos recuerdos con otros. Seguramente te habrá pasado alguna vez. A mí me sucede frecuentemente en los congresos médicos, en cuyas largas jornadas se imparte información apasionante sobre las novedades en medicina del sueño. Yo no quiero perderme ninguna charla. Pero todo tiene un límite, y el de mi hipocampo lo conozco bien: llega un momento en que no puedo asimilar nueva información. Incluso conceptos sencillos me parecen excesivamente complejos, o simplemente mi atención se disipa. Para que eso no me pase en el trabajo, procuro no sobrepasar el límite de pacientes que recibo cada día, ya que, si lo hiciera, la calidad de mi atención disminuiría inevitablemente.

Te animo a que te conozcas y analices tu límite de atención en el trabajo, los estudios, las actividades sociales o cualquier otra situación que requiera aprendizaje y memorizar nuevos datos. Observa bien la capacidad de tu hipocampo y haz todo lo posible para no sobrepasarla: evitarás muchos errores y sufrimiento innecesario.

La transferencia de datos del hipocampo a la corteza cerebral, que podríamos comparar con el disco duro de un ordenador, donde se producen los recuerdos a largo plazo, se produce durante el sueño. Como ya he dicho un poco más arriba, en el capítulo siguiente te hablaré de las fases del sueño, pero aquí te avanzo que durante la fase 2 No REM se producen unos grafoelementos en nuestra actividad cerebral llamados husos del sueño. Pues bien, cuantos más husos del sueño tenga una persona, mayor es su restauración de la capacidad de aprender. No hace falta que vayas corriendo a hacerte un estudio del sueño para ver cuántos husos del sueño tienes: bastará con que intentes dormir lo mejor posible sin obsesionarte. Sobre todo, intenta no ir corto de sueño, ya que la mayor parte de los husos de la fase 2 No REM se producen en el último cuarto del sueño, intercalándose con largos periodos de sueño REM. Por eso, dormir dos horas menos de lo que necesitas te priva no solo de un 25 % de tu sueño, sino también del cumplimiento de funciones muy importantes tanto para tu memoria (husos del sueño) como para tu inteligencia emocional (sueño REM). De esta manera nuestra capacidad de aprendizaje disminuye cuanto más tiempo llevamos despiertos y se recupera cuando dormimos.

Retener la información necesaria... y eliminar la sobrante

El sueño es también fundamental para la consolidación de los conocimientos: aporta alrededor de un 30 % más de retención de datos que la vigilia. Todas las fases del sueño están implicadas de una u otra manera en la capacidad de retener información, pero el sueño profundo 3 No REM es la más importante. Quizá lo habrás experimentado alguna vez: tras una noche de buen sueño, eres capaz de acordarte de cosas que antes de dormir no podías recordar.

Sería genial contar con métodos que nos permitiesen amplificar las ondas cerebrales y reforzar aquellas más importantes en los procesos implicados en la memoria. Si esto se lograse, podría llegar a ser un tratamiento potencial para los trastornos relacionados con el deterioro cognitivo. En la actualidad se están estudiando distintos métodos para conseguirlo. Uno de ellos es a través de señales auditivas, pero, aunque hay datos prometedores, por desgracia no existe todavía ningún tratamiento que se haya mostrado claramente eficaz. Esperemos que los estudios que hay en curso obtengan resultados satisfactorios: sería una gran noticia para todos.

Por otra parte, durante el sueño se elimina información almacenada que ya no necesitamos, mejorando de esta forma nuestra capacidad para almacenar nuevos datos. El sueño es capaz de discriminar qué información es necesaria y cuál no lo es. Así, además de para recordar, el sueño es también fundamental para olvidar, algo totalmente necesario para nuestra salud mental.

A más sueño, menos lesiones

Tener un buen sueño ayuda también a nuestra memoria motriz, que es muy importante para toda práctica deportiva, de todos los niveles. De hecho, en Estados Unidos es frecuente que los equipos profesionales de las ligas de baloncesto, béisbol o fútbol americano cuenten con asesores especialistas en medicina del sueño. Los beneficios deportivos que obtienen gracias a este asesoramiento son enormes. En nuestro país todavía estamos muy lejos de ello y, por desgracia, en la mayoría de los equipos, ante un problema para conciliar el sueño, se opta por tratamientos farmacológicos, sin realizar un estudio en profundidad.

Los deportistas profesionales necesitan dormir más horas que la población general, debido al importante desgaste que sufren con los entrenamientos intensos y la tensión de la competición. Un deportista mal dormido es peor deportista. El tiempo hasta el agotamiento físico disminuye alrededor de un 20% en comparación con alguien bien dormido. Llegado a este punto, se reduce de forma significativa la capacidad aeróbica, así como las capacidades cardiovasculares, metabólicas y respiratorias. También hay tasas más elevadas de acumulación de lactato, peor oxigenación y mayor acúmulo de dióxido de carbono en sangre. Incluso se ve afectada la capacidad del cuerpo de perder calor mediante la sudoración, algo fundamental para el rendimiento deportivo.

Además, la falta de sueño está relacionada con una mayor probabilidad de lesionarse. Un estudio realizado en adolescentes (que necesitan dormir más que los adultos) mostró que la posibilidad de lesión es de un 10% en los deportistas que duermen nueve horas, de un 30% en los que duermen ocho horas y un 60% en los que duermen siete horas. ¿Puedes llegar a imaginar la cantidad de lesiones deportivas entre adolescentes que se podrían llegar a evitar si estos no fuesen privados crónicamente de sueño?

Cálculo matemático y creatividad

El sueño es fundamental para un buen desempeño intelectual en general, y se ha probado que influye en el cálculo matemático. Hace unos años se realizó un estudio[1] que comparaba la capacidad de resolución matemática en un grupo de adolescentes. Se comparó un grupo que, como suele suceder, andaba corto de sueño, pues dormía una media de siete horas, con otro grupo que dormía las nueve horas necesarias en esta etapa de la vida. El resultado no pudo ser más esclarecedor: el grupo que dormía lo necesario presentó el doble de capacidad de resolución matemática que el grupo que dormía poco. Desconozco los datos, pero no me extrañaría que, además, el grupo que apenas llegaba a las siete horas pasara más tiempo estudiando para conseguir peores resultados; es algo que veo con frecuencia en mi consulta.

El sueño es también una inagotable fuente de creatividad, ya que mientras dormimos se conectan zonas cerebrales muy distantes, que no están conectadas durante la vigilia, uniendo conjuntos muy dispares de conocimientos. Eso supone una habilidad mucho mayor para resolver problemas y para tener ideas geniales y poco frecuentes. La canción «Yesterday», de los Beatles, la herramienta de búsqueda Google ideada por Larry Page y la ubicación de los elementos químicos en la tabla periódica que se le ocurrió al químico Mendeléyev son algunos ejemplos de genialidades surgidas durante el sueño. Y aún fue más lejos Keith Richards, quien durante un sueño guardó en su grabadora unos de los acordes más famosos y reconocibles de la música *rock*: el inicio de «(I Can't Get No) Satisfaction».

2. Dormimos por nuestras hormonas y nuestro metabolismo

Dormir poco y/o mal engorda. La privación de sueño es perjudicial para las hormonas que regulan nuestro apetito, ya que hace que aumente la grelina, que nos hace comer más y peor (sobre todo azúcares y comida basura) y disminuya la cantidad de leptina, la hormona de la saciedad. Así pues, la privación de sueño nos lleva a comer más y peor e, inevitablemente, a engordar. Obsérvalo la próxima vez que duermas mal: muy posiblemente al día siguiente te encuentres ante una bandeja de dulces, una indigerible hamburguesa de una cadena de comida rápida o una bolsa de patatas fritas.

Engordar no es un problema meramente estético. El sobrepeso y la obesidad son un factor de riesgo para desarrollar síndrome metabólico y aumenta el riesgo de sufrir resistencia a la insulina y padecer diabetes.

La privación de sueño también afecta directamente a nuestras hormonas reproductoras, disminuyendo la fertilidad. A pesar de eso, ¿recomiendan las clínicas de fertilidad cuidar el sueño? Por lo que tengo entendido, la mayoría no abordan el tema. ¿Recuerdas la bonita paradoja de la virilidad de la que te hablé en el apartado que podría haber titulado perfectamente *Bulos históricos en torno al sueño*? Durante décadas los machos alfa alardearon de los hombres que eran porque dormían pocas horas, mientras que hoy la ciencia ha demostrado que el tamaño testicular y la calidad del esperma disminuyen drásticamente en los señores mal dormidos. Seguro que desde hoy se te escapará una pequeña sonrisa cuando alguno de ellos te cuente que le basta con dormir cinco o seis horas. En las mujeres dormir poco o mal también disminuye la fertilidad.

3. Dormimos para alcanzar el equilibrio emocional

Cuando una persona duerme bien, está más equilibrada emocionalmente que tras una mala noche. La irritabilidad, la impulsividad, el bajo ánimo, el consumo de estimulantes y la falta de empatía y de creatividad son situaciones y estados de ánimo ligados al mal sueño. Los trastornos del sueño están íntimamente relacionados con trastornos de ansiedad y del estado de ánimo.

4. Dormimos para mejorar nuestras defensas

El correcto funcionamiento de nuestro sistema inmunitario, y por lo tanto nuestra protección ante las enfermedades, está directamente relacionado con nuestras horas de sueño. Para decirlo de una forma sencilla, durante el día sufrimos distintas infecciones y durante el sueño nuestro sistema inmunológico se encarga de controlar dichas agresiones externas.

En ello, el papel de la prolactina es fundamental. Esta hormona es secretada por hipófisis por la noche e influye en la regulación de las fases del sueño, pero sobre todo está implicada en la actividad inmunológica nocturna. Induce la proliferación de las defensas y modula la secreción de citoquinas inflamatorias para luchar de forma más eficaz contra las agresiones externas producidas por los patógenos. Es la acción contraria a la realizada por el cortisol durante el día, que adormece el sistema inmunitario para que dediques toda tu energía a enfrentarte a los peligros de la vida. Te pongo un ejemplo sencillo con un virus común, el rinovirus, causante del resfriado. Las personas que duermen seis horas se resfrían cuatro veces más que las que duermen ocho horas.

Además, sabemos que dormir correctamente el día previo y posterior a vacunarse de la hepatitis y de la gripe aumenta exponencialmente el número de anticuerpos que se generan. Probablemente con los años descubriremos que esto también sucede con otras vacunas de virus que tantos problemas mundiales nos están causando. Ahora que sabes esto, siempre que vayas a vacunarte, cuida especialmente tu sueño los días previos y posteriores a la vacunación: es posible que tu inmunidad sea mayor.

5. Dormimos por nuestro corazón

Las personas bien dormidas tienen menos riesgo de sufrir problemas cardiovasculares. Un estudio japonés mostró que las personas que dormían menos de seis horas presentaban entre un 400 y un 500% más de probabilidades de sufrir un paro cardíaco.[2] Otro estudio mostró que el sueño progresivamente más corto (es decir, dormir cada vez menos) se relacionaba con un riesgo un 45% mayor de desarrollar una enfermedad coronaria o morir a causa de ella. Otros estudios respecto al riesgo cerebrovascular muestran datos similares.

Los mecanismos que causan esta relación entre un mal sueño y el riesgo de sufrir enfermedades del corazón están relacionados con una excesiva activación del sistema nervioso simpático con aumento de catecolaminas como la noradrenalina y, en muchas ocasiones, también un aumento del cortisol, la hormona del estrés.

6. Dormimos para crecer y sanar

Durante el sueño se secretan las principales sustancias responsables de la reparación de nuestro organismo. Si dormimos poco, nuestro cuerpo no puede reparar todos los daños sufridos durante la vigilia, por lo que se deteriora y envejece más rápido. En consecuencia, dormir mal envejece por dentro y también por fuera, facilitando la aparición de arrugas y piel flácida.

Además, en el caso de los niños y jóvenes, la hormona principal del crecimiento se produce durante el sueño, por lo que dormir poco puede afectar directamente a su desarrollo.

7. Dormimos para estar despiertos

Nuestro rendimiento laboral, la productividad, la motivación y la satisfacción con nuestro trabajo están directamente relacionados con nuestro sueño. También lo están las bajas laborales y el absentismo. Es más, la somnolencia en el trabajo es causa directa del aumento de accidentes laborales e *in itinere*.

Las empresas que invierten en cuidar el sueño de sus trabajadores, en hacer un diagnóstico precoz de posibles patologías del sueño, y que dan facilidades para sincronizar los ritmos biológicos con los horarios laborales ahorran tremendas cantidades de dinero, cuentan con trabajadores más satisfechos y tienen menos bajas laborales. Cada euro invertido en cuidar el sueño de los trabajadores se multiplica en los beneficios de las empresas.

Trastornos del sueño

Por desgracia, preservar la salud de nuestro sueño no siempre es una cuestión de concienciación, voluntad y cambio de hábitos. Por mucha voluntad que tengas y por más correcta que sea tu higiene del sueño (te hablaré de ella en el capítulo 3), existe cerca de un centenar (88 concretamente) de trastornos específicos que pueden impedir que descanses correctamente.

A pesar de que algunas de estas patologías son muy frecuentes, como el insomnio o la apnea obstructiva del sueño, con frecuencia tardan muchos años en ser diagnosticadas. A menudo la persona que las padece no acude al médico, con lo cual jamás obtendrá un diagnóstico correcto ni un tratamiento satisfactorio.

Este es el panorama con el que nos encontramos en la sociedad occidental (más adelante detallaré en qué consiste cada una de estas patologías):

- El 80% de pacientes que sufren patologías con apnea obstructiva del sueño están sin diagnosticar.
- Un 14% de la población sufre trastorno de insomnio crónico establecido y alrededor de un 50% de la población tiene dificultades para conciliar o mantener el sueño, o bien sueño no reparador, en algún momento de su vida.
- Más de la mitad de los adolescentes presentan somnolencia en clase, hecho asociado al fracaso escolar, la falta control emocional y alteraciones del estado de ánimo.
- Nuestra sociedad sufre una privación crónica de sueño que aumenta década tras década, con importantes repercusiones en la salud física y mental de la población.
- Hay accidentes de tráfico asociados a la somnolencia. En Estados Unidos, cada hora muere una persona en un accidente de tráfico asociado al cansancio.

Durante mis veinte años de dedicación a la medicina del sueño, he observado una tremenda paradoja: a pesar de que existen muchos trastornos del sueño, muy prevalentes algunos de ellos en la población, las personas que los sufrían no sabían adónde acudir para pedir ayuda. La existencia de las unidades del sueño en los hospitales, encargadas de tratar dichas patologías, era algo desconocido para estas personas, y sigue siéndolo para mucha gente. Pero la medicina del sueño es una especialidad en expansión que cuenta, a nivel mundial, con miles de especialistas en la materia. Sigue habiendo grandes retos por resolver, la mayoría de los cuales no se deben a falta de conocimientos científicos, sino a las grandes dificultades para transmitir estos conocimientos a la sociedad.

Debes saber que los trastornos del sueño son, en realidad, trastornos de 24 horas, del sueño y de la vigilia, que causan alteraciones tanto a nivel emocional como físico. Como hemos visto en este capítulo, estos trastornos se relacionan con patologías tan variadas como la hipertensión arterial, la diabetes, la obesidad y un mayor riesgo de infartos cardíacos y cerebrales. Las personas mal dormidas se encuentran exhaustas cuando el resto del mundo está activo y rebosante de energía. ¿Cómo quieres sentirte tú?

Que no se te olvide...

- Si dormir fuese perder el tiempo, el mayor error de la madre naturaleza habría sido hacernos dedicar un tercio de nuestra vida a algo que no sirve para nada.

- Un sueño de cantidad y calidad suficientes es un importante factor neuroprotector ante el riesgo de sufrir demencia.

- Nuestra capacidad de aprendizaje disminuye cuanto más tiempo llevamos despiertos y se recupera cuando dormimos. Por tanto, el mejor favor que te puedes hacer para rendir en tus estudios o en tu trabajo es cuidar tu sueño.

- La falta de sueño está relacionada con una mayor probabilidad de lesionarse y de sufrir enfermedades. Las personas que duermen seis horas se resfrían cuatro veces más que las que duermen ocho horas.

- Durmiendo se obtiene una habilidad mucho mayor para resolver problemas y para tener ideas geniales y poco frecuentes.

- La privación de sueño nos lleva a comer más y peor e, inevitablemente, a engordar. También afecta directamente a nuestras hormonas reproductoras, disminuyendo la fertilidad.

- Dormir mal envejece por dentro y también por fuera, facilitando la aparición de arrugas y piel flácida.

- Nuestra sociedad sufre una privación crónica de sueño que aumenta década tras década, con importantes repercusiones en la salud física y mental de la población.

2
HOMO SAPIENS, UN ANIMAL RÍTMICO

El sistema circadiano

La vida en la Tierra no sucede de forma constante y uniforme a lo largo del día. Las plantas y los animales, incluidos los humanos, varían de forma rítmica su actividad durante el día y la noche, sincronizándola al ciclo de rotación del planeta. Esta adaptación al entorno, que anticipa los cambios que suceden a lo largo de las 24 horas, es vital para la supervivencia y uno de los mecanismos fundamentales de la evolución de las especies.

La sincronización funciona gracias a la presencia de un reloj circadiano interno que, en organismos superiores (como es el caso de los seres humanos), debido a su complejidad, se considera un auténtico sistema: el sistema circadiano. La etimología del término nos da una aproximación a su significado: «circa» significa cerca o alrededor, y «diano» deriva de *diam*, que significa día, ya que el ciclo se repite aproximadamente cada 24 horas.

El sistema circadiano es uno de los dos mecanismos que regulan nuestro sueño, junto a la homeostasis o presión del sueño, de la que hablaremos en el capítulo 5. El sistema circadiano marca cuándo tenemos que estar despiertos y cuándo tenemos que dormir, pero también regula otras funciones, como las variaciones del estado de ánimo, la fuerza muscular, el metabolismo, la liberación de distintas hormonas, la temperatura corporal o la producción de orina. El rendimiento tanto físico como mental también está condicionado por los ritmos circadianos. Las probabilidades de que rindas más en tu trabajo o de que tu deportista favorito consiga un triunfo dependerán en parte de una correcta sincronización circadiana.

El sistema circadiano está constituido por un conjunto de estructuras que generan, coordinan y sincronizan el ritmo de sueño-vigilia con los factores ambientales, en especial con el ciclo de luz-oscuridad natural. Los elementos de este sistema son un reloj o marcapasos central, localizado en el núcleo supraquiasmático del hipotálamo, y relojes u osciladores periféricos, presentes en todos los órganos y tejidos, que siguen el ritmo marcado por el reloj central, aunque en determinadas circunstancias pueden seguir su propio ritmo.

Si te digo que el núcleo supraquiasmático está compuesto por unas 20.000 neuronas, seguramente te imaginarás un centro de operaciones gigante, pero en realidad es muy pequeño. De hecho, nuestro cerebro tiene unos 100.000 millones de neuronas. Sin embargo, a pesar de su diminuto tamaño, este núcleo es el verdadero director de orquesta de nuestros ritmos biológicos, una función de gran importancia para nuestra salud y nuestro bienestar.

La actividad del marcapasos central es suficiente para cumplir con los ritmos circadianos. Sin embargo, debe ajustarse periódicamente. Esto se debe a que la duración de nuestros ritmos circadianos no es exactamente de 24 horas. La duración exacta varía según las personas y la etapa de la vida en la que se encuentran. Por ejemplo, en la adolescencia la frecuencia circadiana se suele alargar hasta las 25 horas, mientras que la media en adultos es de unas 24 horas y 15 minutos.

Los factores ambientales actúan como sincronizadores. El sincronizador más importante y potente es el ciclo de luz-oscuridad, pero no es el único. Los horarios del sueño y de las comidas, la actividad física, la temperatura ambiental y los contactos sociales también actúan como sincronizadores de nuestros ritmos internos.

El reloj central utiliza distintas señales para transmitir la información temporal al resto de estructuras cerebrales implicadas en el ciclo vigilia-sueño. Algunas señales son físicas, como las oscilaciones de temperatura; otras son neurales, como las conexiones del sistema nervioso autónomo simpático y parasimpático; finalmente, las hay humorales,

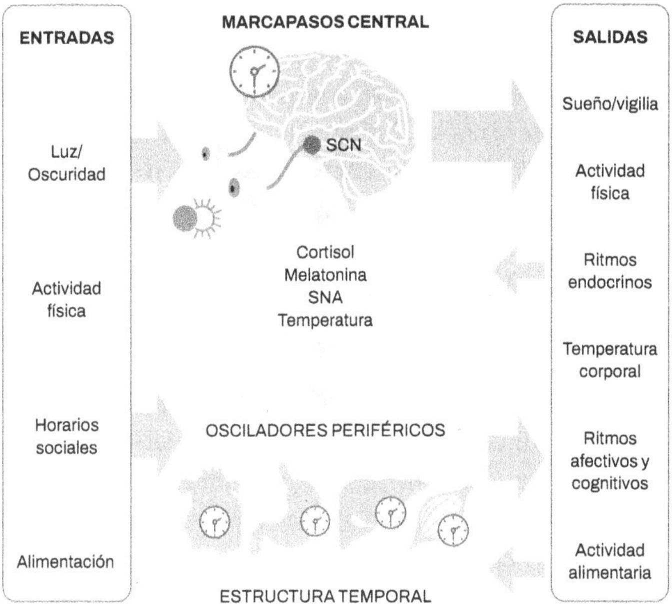

a través de los glucocorticoides y la melatonina, que veremos a continuación.

La hormona de la oscuridad

La melatonina es la neurohormona que regula nuestro ritmo de vigilia y sueño. Unos niveles altos de melatonina nos provocan sueño, mientras que la disminución de su concentración favorece el despertar y la vigilia. La luz es la señal principal para la inhibición de la producción de melatonina, mientras que la oscuridad favorece su producción. La melatonina se forma en la glándula pineal, que está regulada a su vez por el marcapasos central del sistema circadiano: el núcleo supraquiasmático del hipotálamo, que recibe la información de luz y oscuridad a través de los ojos.

La producción de melatonina muestra un ritmo circadiano marcado, con niveles bajos durante el día y con un pico durante la noche. Por este motivo, se la conoce como *la hormona de la oscuridad.* Actúa avisando a todo nuestro organismo (sí, a cada una de tus células) de que está oscuro, y de que, por lo tanto, para nuestra especie y el resto de las especies diurnas, ha llegado el momento de prepararse para ir a dormir. Es como si pusiera a cero el reloj interno de todas las células para que se sincronicen.

Es importante entender este matiz: la melatonina no interviene directamente en la producción del sueño, sino que es la responsable de su sincronización, de dar la orden de «toca dormir». Manda las señales necesarias a las zonas del cerebro implicadas en la producción del sueño para que entren en acción.

Una vez se ha iniciado el sueño, los niveles de melatonina van disminuyendo, en especial durante la segunda mitad de la noche. Con el amanecer, la luz del sol estimula de nuevo nuestro cerebro, incluso con los párpados cerrados. Por este motivo es importante dormir en una habitación oscura si no queremos despertarnos cuando empiece a salir el sol. La luz bloquea la producción de melatonina por la glándula pineal: es la señal para que nuestro organismo entienda que ha terminado el periodo del sueño y ha llegado el momento de empezar a prepararse para la vigilia. Con el siguiente anochecer y la oscuridad, se vuelve a activar la producción de melatonina y el proceso se repite.

Tal como sucede con otras hormonas de nuestro organismo, los niveles de melatonina van disminuyendo con la edad. Alcanzan su nivel máximo en la infancia y empiezan a disminuir en la pubertad. Descienden de forma más marcada a partir de los cuarenta años, y este puede ser el origen de distintos trastornos del sueño, así como de procesos inflamatorios y de envejecimiento. A partir de los setenta años, la producción de melatonina es solo un 10% de la que se producía a los diez años. Distintos tratamientos farmacológicos, como los betabloqueantes, hipnóticos y ansiolíticos, también pueden causar un descenso en la producción de melatonina.

Pero la melatonina, además de sincronizar el inicio del sueño, tiene otras funciones muy importantes y beneficiosas para nuestro organismo:

- Estimula la secreción de la hormona del crecimiento, que permite el correcto desarrollo durante la infancia y la adolescencia.

- Regula nuestro apetito y modula la producción de gonadotropinas (encargadas del desarrollo y el funcionamiento de ovarios y testículos).
- Tiene una función antioxidante, combatiendo los radicales libres.
- Tiene una función antiinflamatoria y neuroprotectora.
- Mejora el sistema inmunológico, aumentando nuestras defensas naturales y protegiéndonos ante posibles infecciones.
- En estudios en algunos animales, ha mostrado cierto efecto antitumoral.

Por tanto, cuando la producción de melatonina desciende, puede ser el origen de distintos trastornos del sueño y del ritmo circadiano, pero también de un mayor envejecimiento, oxidación y problemas inflamatorios.

Comprimidos de melatonina, ¿sí o no?

Existe una gran confusión en cuanto al uso de la melatonina exógena en los trastornos del sueño, así que voy a arrojar algo de luz sobre el tema.

En 2007, la Agencia Europea del Medicamento autorizó un medicamento formado por 2 mg de melatonina. Por debajo de esa dosis se considera complemento alimenticio, por lo que la regulación sanitaria es diferente y se puede comprar sin receta médica.

Un estudio publicado en 2017, diez años más tarde, evaluó distintas presentaciones de melatonina existentes en el mercado para las que no era necesaria la receta.[1] El resultado fue desconcertante: la presencia de melatonina en dichas presentaciones variaba entre un 83 % menos de lo que ponía en la etiqueta del producto hasta un 478 % más de lo indicado. Además, hay que tener en cuenta que, de la dosis de melatonina ingerida, el 60 % se expulsa por la orina tras ser metabolizada por el hígado; el 40 % restante es lo que llega al resto del organismo y hará su función de sincronización.

Por esto (entre otros motivos, como posibles efectos adversos), mi consejo es que el uso de melatonina se realice siempre bajo el control de un profesional sanitario experto.

El principal uso de la melatonina es en los trastornos del ritmo circadiano (véase el capítulo 8), que en ocasiones pueden confundirse con un problema de insomnio, como ya veremos. Las dificultades para conciliar el sueño o un despertar precoz pueden no ser insomnio, sino un desajuste del reloj biológico: un retraso o adelanto de fase. En estos casos, la melatonina será especialmente útil, pero el momento en el que se utiliza y el resto de las medidas necesarias es lo que determinará el éxito del tratamiento, y para ello es necesaria una evaluación médica. Hay, sin duda y como con todos los fármacos, un cierto efecto placebo, acaso el más presente de toda la farmacología.

Por otra parte, existe un consenso internacional, que fue establecido por la Sociedad Británica de Psicofarmacología, que aconseja que, en caso de insomnio, antes de iniciar tratamiento con fármacos hipnóticos o ansiolíticos, se utilice melatonina. Pero, como verás más adelante en este libro, el pilar básico del tratamiento del insomnio y que nunca debería faltar es la terapia cognitivo-conductual con medidas de higiene del sueño.

La hormona que modula el sueño

Las orexinas son unos neuropéptidos que se secretan en el hipotálamo —¡cómo no!— e intervienen en el nivel de alerta y mantenimiento de la vigilia, pero también tienen influencia en otras funciones, como la temperatura corporal, el apetito, el rendimiento cognitivo y la función cardiovascular. La falta de orexinas es lo que causa que los pacientes narcolépticos sufran ataques repentinos de sueño. En casos menos graves, niveles bajos de orexinas pueden causar somnolencia durante el día, tendencia a engordar, sensación de frío y problemas de memoria y concentración.

En la actualidad, la única forma de conocer los niveles de orexinas es realizar una punción lumbar y estudiar el líquido cefalorraquídeo, algo complejo, costoso y no exento de riesgos, por lo que su estudio se limita a los casos de sospecha de narcolepsia.

Los fármacos conocidos como DORA (doble antagonistas de las orexinas) son los últimos que han sido investigados para el tratamiento del insomnio, con resultados muy prometedores. Uno de ellos, el Daridorexant, ha sido aprobado recientemente por la Agencia Europea de Medicamentos (EMA) para el tratamiento farmacológico del insomnio. Nuestro equipo ha tenido la suerte de participar en los ensayos clínicos realizados con este fármaco y los resultados son muy esperanzadores. Pero el tratamiento del insomnio nunca se ha de limitar al tratamiento farmacológico.

Cronobiología: la dimensión del tiempo

Hace ya una década que aprendí los mecanismos de la cronobiología y fue uno de los descubrimientos más satisfactorios de mi vida profesional. Esta ciencia estudia cómo nuestra vida y nuestras distintas funciones se ven afectadas y varían con el tiempo.

Hasta no hace demasiado, los profesionales que nos dedicamos a la medicina del sueño teníamos escasos conocimientos sobre cronobiología. Conocíamos los trastornos del ritmo circadiano más frecuentes: el *jet lag*, el retraso y adelanto de fase, los trastornos del sueño que sufren los trabajadores por turnos... Pero, al menos para mí, existían muchas piezas inconexas, tanto en las causas de los trastornos como en los tratamientos que se utilizaban para solucionarlos. Por otro lado, tenía algunos pacientes que supuestamente presentaban insomnio a quienes las medidas tradicionales de tratamiento no les terminaban de solucionar el problema, y el diagnóstico para mí no era del todo claro.

Con la incorporación de la cronobiología a la medicina del sueño se empezaron a aclarar muchas de esas dudas. La importancia de la correcta utilización de la luz natural, lo imprescindible de evitar pantallas durante las horas previas a irse a dormir, la regularidad de los horarios de sueño y de la actividad física o los horarios de las comidas son algunas de las claves de la cronobiología cuya incorporación a la medicina del sueño han permitido a muchos pacientes mejorar su descanso.

Pero la incorporación de la cronobiología a la medicina va mucho más allá. Gracias a ella ya se puede explicar por qué los infartos de miocardio son más frecuentes por la mañana y los ataques de asma, por la noche. Sabemos, además, que un fármaco no produce el mismo efecto si se toma al empezar el día que antes de acostarnos. La cronobiología también se está incorporando de forma paulatina a las unidades de oncología. Un ejemplo es el tratamiento con bombas de infusión continua durante 24 horas. Estas bombas se programan en función de la tolerancia del paciente, que cambia durante el día: se aumenta la dosis en los momentos de mayor tolerancia y de esta forma se reduce la toxicidad. Sabemos también que por la mañana la sangre es más fácilmente coagulable, lo que, junto al aumento de la tensión arterial en este momento del día, aumenta el riesgo de sufrir un accidente cardiovascular o cerebrovascular.

Cronotipos: de búhos y alondras

Hay personas matutinas y otras más nocturnas. Cada individuo tiene su propio ritmo interno, que marca las horas de actividad y descanso, de sueño y de vigilia. A las diferentes variaciones de estos ritmos internos las llamamos *cronotipos*.

Las personas con cronotipo matutino prefieren irse a dormir y levantarse temprano y presentan mayor capacidad de concentración, de trabajo y de hacer ejercicio físico por las mañanas. Por su parte, a las personas con cronotipo vespertino les sucede todo lo contrario: se activan por la tarde y prefieren acostarse y levantarse tarde. Como con todo en la vida, existen variaciones dentro de estos cronotipos, y también existe un tercer cronotipo llamado estándar, que se encontraría entre los dos anteriores.

Algunos estudios sugieren que nuestro cronotipo se determina ya a edades tempranas y que además está determinado por una importante predisposición genética. Incluso parece que la estación del año en la que nacemos puede influir en el cronotipo. Las personas nacidas en otoño/invierno, estaciones con menos horas de luz, tienen más tendencia a ser alondras, es decir, a tener un cronotipo matutino, mientras que las personas nacidas en primavera/verano, con más horas de luz diurna, tienen mayor predisposición a ser búho, es decir, cronotipo vespertino o nocturno. ¿Te identificas con esto? También parece ser que el grado de exposición a la luz que tiene un bebé es otro condicionante del cronotipo que tendrá en el futuro. Según datos del Ins-

Niveles de melatonina

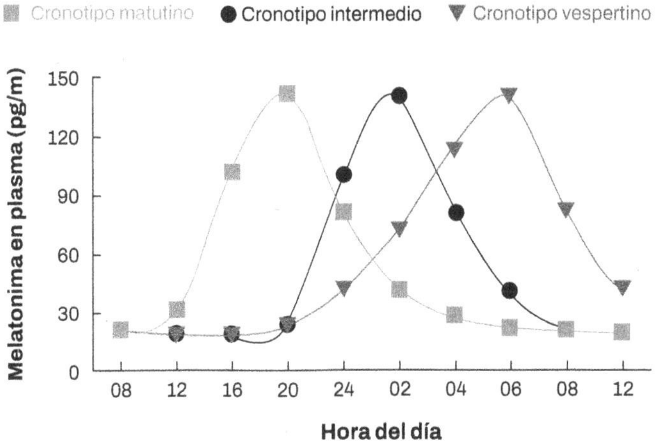

tituto Internacional de la Melatonina, en nuestra sociedad, un 25 % de la población es matutina, otro 25 % es vespertina y el 50 % restante tiene un cronotipo estándar.

Según el cronotipo, los niveles máximos de melatonina varían de la siguiente manera:

- ***Cronotipo intermedio o estándar***: el pico de melatonina se da sobre las 3 o las 4 horas de la madrugada, con un horario de sueño que va de las 00:00 (medianoche) a las 8 horas. Son las personas que más fácilmente se adaptan a los horarios sociales, ya que coinciden con su ritmo interno. Son la mayoría de la población, y por eso marcan los horarios que se siguen a nivel sociolaboral. Además, suelen estar mejor sincronizadas con el horario ambiental, es decir, el determinado por la hora de salida y puesta de sol.
- ***Cronotipo matutino***: el pico de melatonina se adelanta y tiene lugar entre medianoche y la 1 de la madrugada. Estas personas (entre las que me incluyo) dormimos entre las 22 y las 6 horas. No tenemos ningún problema para madrugar, por lo que nuestro día puede empezar a las 6 horas y desde primera hora estamos llenos de energía y vitalidad, con una gran capacidad de concentración y un alto rendimiento. Sin embargo, una vez entrada la tarde, no esperes demasiado de nosotros: nuestro rendimiento baja mucho y empezamos a valer para poco más que para prepararnos para caer en los brazos de Morfeo. Una sociedad con horarios tan tardíos como la española nos puede poner en serios com-

promisos si tenemos que hacer algo que requiera concentración a partir de las ocho de la tarde.

Si tienes un cronotipo matutino o de alondra y esto te causa problemas porque te gustaría poder aguantar despierto hasta un poco más tarde para poder sincronizarte con el resto de tu familia o amigos, te ayudará activarte por la tarde, por ejemplo, con actividad física moderada. También debes evitar recibir luz intensa, natural o artificial (como la de las pantallas), nada más levantarte.

- ***Cronotipo vespertino***: el pico de melatonina es a las 6 de la mañana. Su horario de sueño es de las 3 de la madrugada a las 11 de la mañana. Son personas que, según avanza la tarde, se sienten con más energía y más ganas de hacer cosas, ya que su capacidad física y mental es máxima en ese momento del día, y pueden prolongar sus actividades hasta bien entrada la noche. Su problema suele ser que los horarios sociolaborales y familiares no coinciden con los suyos. En muchas ocasiones se las tacha de noctámbulas de forma despectiva, cuando en realidad lo que ocurre es que su horario biológico el que está retrasado respecto al resto.

Son las que más cortas de sueño suelen ir, ya que en la mayoría de las ocasiones se tienen que levantar antes de que su organismo esté preparado para ello, y empiezan el día justo en el momento de su máxima profundidad del sueño. Esto es un problema, ya que, cuando alguien vespertino se ve obligado a levantarse temprano, su corteza prefrontal permanece desconectada, dificultando todos los pensamientos de nivel superior. El juicio, el razonamiento lógico y el control emocional estarán disminuidos.

Si tu cronotipo es vespertino o de búho y te gustaría conciliar el sueño antes y levantarte más despejado más temprano, te puede ayudar recibir luz intensa, a ser posible natural, desde el momento en que te levantes, y si puedes acompañarla con actividad física, todavía mejor. Además, para una persona nocturna, el deporte al aire libre por las mañanas puede ser la mejor medicina. Aunque al inicio puede ser realmente duro y sentirás que vas contra natura, una vez establecido el hábito puede ser de gran ayuda para convertirte en alguien un poco menos nocturno.

Por sí mismo, ningún cronotipo es mejor que otro, simplemente es una característica biológica de cada persona. Los problemas surgen cuando no podemos sincronizar nuestro horario biológico con nuestras necesidades familiares, laborales, académicas y/o sociales: es entonces cuando aparece la cronodisrupción y normalmente la privación crónica del sueño. La correcta utilización de los sincronizadores externos, la luz-oscuridad, la actividad física, los horarios de las comidas y los contactos sociales ayudan a adaptar nuestro cronotipo a nuestras necesidades vitales.

Cada persona tiene su propio ritmo. Como he dicho, en ese ritmo la carga genética es muy importante y siempre habrá una tendencia a ir hacia él. Respetar las diferencias de cronotipo es algo que te ayudará en aspectos muy importantes y variados de tu vida. Por ejemplo, si tú y tu pareja tenéis cronotipos distintos, os entenderéis mejor si respetáis el ritmo de cada uno. Si vuestro ritmo endógeno no coincide, no intentéis acostaros a la misma hora «porque nos queremos mucho». Es más, cuando conozcas a una persona que te gusta, no estaría mal averiguar cuál es su cronotipo; de hecho, es mucho más fácil que una relación se consolide si vuestros cronotipos coinciden.

Además, conocer los cronotipos puede tener importantes implicaciones laborales. Una mayor flexibilidad laboral, que permita adaptar al menos parcialmente los horarios laborales al cronotipo del trabajador, implicará importantes mejoras de productividad, salud laboral y felicidad. Imagina cuántas ventajas aportaría saber si una persona es matutina o vespertina a la hora de organizar los turnos laborales. O lo útil que sería ayudar a sincronizar el ritmo biológico de cada persona a su horario laboral utilizando de forma adecuada los sincronizadores externos: esto marcaría un antes y un después en las políticas laborales.

Es necesario también aplicar el conocimiento de los cronotipos a la salud pública, en especial en referencia a nuestros jóvenes y adolescentes. La adolescencia es una etapa en la que, de forma biológica, por las características neurohormonales del cerebro de los adolescentes, el ritmo de vigilia y sueño se retrasa de forma significativa. ¿Qué sentido tiene entonces que en secundaria y bachillerato la hora de entrada a clase se adelante a las 8 de la mañana? Es algo que va totalmente en contra de las características biológicas de esta etapa de la vida. Distintos estudios ya han demostrado las grandes ventajas de retrasar la hora de inicio de las clases, tanto a nivel académico como para la salud de nuestros adolescentes, privados crónicamente de sueño. Hablaré extensamente de ello en el capítulo 12.

Cronodisrupción: la pérdida de los ritmos circadianos

Nuestra especie es diurna. Estamos diseñados para dormir de noche y permanecer despiertos de día. Si se altera el momento del sueño, que actúa también de sincronizador del resto de los ritmos biológicos, se produce un efecto dominó. Nuestros ritmos afectan por ejemplo al cortisol, la hormona que prepara nuestro organismo para la actividad, para empezar el día con energía, y lo hace aumentando la glucosa, la temperatura corporal y la tensión arterial. Los niveles máximos de cortisol se producen poco antes de levantarnos y luego van disminuyendo a lo largo del día, o al menos así debería ser si quieres tener un sueño de calidad. Pero si durante varios días alteras tu horario de sueño, también se terminará desincronizando la producción de cortisol, que presentará picos cuando no debería. Esto puede provocar alteraciones tan importantes como deterioro muscular, inmunosupresión, mayor facilidad para enfermar e incluso neuroinflamación y muerte neuronal.

Así como estamos diseñados para dormir de noche, también lo estamos para comer durante el día y la vigilia. Esto es fundamental para nuestro sistema digestivo y el metabolismo en general. La insulina es la hormona que secreta el páncreas como respuesta a la presencia de glucosa en sangre, permitiendo que esta entre en las células como fuente de energía. Si la insulina no cumple bien su función, la glucosa se acumula en la sangre y produce hiperglucemia y riesgo de desarrollar diabetes. Por si no lo sabías, es posible tener diabetes inicialmente sin tener síntomas, pero con repercusiones que pueden ser graves para tu salud. Pues bien, la insulina aumenta su sensibilidad por la mañana y disminuye por la tarde-noche. Por tanto, si comes por la noche, las bajas concentraciones de insulina pueden hacer que no se metabolice bien la glucosa, forzando así el sistema digestivo. Además, por la noche, el vaciamiento del estómago es más lento y, ante la llegada de alimento a horas que no tocan, el estómago aumenta la secreción normal de ácido y de enzimas en momentos en los que los mecanismos de protección gástricos se encuentran en sus mínimos. Para que veas la importancia de la regularidad de los horarios de las comidas, un estudio reciente de la Universidad de Barcelona ha demostrada que la irregularidad de los horarios de las comidas los fines de semana (*eating jet lag*) está directamente relacionada con mayor riesgo de obesidad.[2]

Así pues, las personas que trabajan de noche y, por lo tanto, ingieren líquidos y alimentos durante esas horas, padecen con más frecuencia problemas digestivos y un aumento del azúcar en sangre. En un estudio con enfermeras del turno de noche, realizado por la Universidad Autónoma de Madrid, se observó que la incidencia de trastornos metabólicos, diabetes, sobrepeso y estreñimiento es mayor que el de sus compañeras del turno de día.[3] Otros estudios demuestran que cenar temprano puede reducir en un 20% el riesgo de padecer un cáncer de mama o de próstata. Todo parece indicar que los datos están relacionados con que a altas horas el cuerpo tiene menos capacidad para metabolizar la comida y el sobrepeso que conlleva tener este hábito.

Parecen motivos suficientes para plantearse cenar temprano, ¿verdad? Mi recomendación es que termines de cenar al menos dos horas antes de acostarte; a ser posible, tres horas antes. Evitar el picoteo posterior también es fundamental. Esto, en nuestro país, con los horarios desfasados y tardíos que lleva gran parte de la población, puede parecerte una quimera. Sin duda puede no resultarte fácil organizar así tu día, pero te puedo asegurar que todo lo que consigas en esta dirección implicará un gran beneficio para tu salud y para conseguir un sueño de calidad.

Si la alteración en el orden temporal interno de los ritmos de variables fisiológicas y comportamentales se mantiene en el tiempo, hablamos de cronodisrupción. Como ves, la cronodisrupción predispone a (o incluso es causa directa de) la aparición de diferentes patologías, como la obesidad, la diabetes, la hipertensión, el insomnio, los trastornos cognitivos y afectivos, ciertos tipos de cáncer (como el colorrectal, el de mama y el de próstata), el envejecimiento acelerado y el deterioro del sistema inmunitario. En los adolescentes, la cronodisrupción se asocia a mayor frecuencia de estados depresivos, falta de energía y de motivación.

Alteraciones del ritmo circadiano

Las alteraciones del ritmo circadiano son ejemplos de cronodisrupción. Se trata de la alteración recurrente o mantenida del sueño debido a alteraciones del marcapasos circadiano endógeno o a la desincronización del ritmo circadiano debido a factores externos que afectan al horario y a la duración del sueño. Pueden causar un gran deterioro social, familiar y/o laboral.

No terminaría nunca este libro si profundizara en los distintos tipos de trastornos circadianos que existen, pero sí me gustaría que al menos conozcas el nombre de los más frecuentes. Si sospechas que sufres alguno de estos trastornos, consulta con una unidad de medicina del sueño. La mayoría de estos trastornos tienen un tratamiento sencillo que te puede ayudar a ganar mucho en salud y calidad de vida.

Trastornos circadianos del sueño

- Trastorno de retraso de fase (en el capítulo 8 te hablaré de un caso). Retraso de varias horas en los horarios de inicio y final del sueño del paciente en relación con los horarios socialmente aceptados.
- Trastorno de avance de fase. Adelanto de varias horas en los horarios de inicio y final del sueño en relación con los horarios socialmente aceptados, ocasionado por un adelanto del reloj circadiano endógeno respecto al ciclo ambiental día-noche.
- Ritmo diferente a las 24 horas. Expresión de un periodo circadiano endógeno diferente (generalmente superior) a 24 horas, lo que se manifiesta en un retraso progresivo de los horarios de sueño cada día respecto al anterior. Su causa es la desconexión prácticamente total del marcapasos endógeno respecto a los sincronizadores circadianos externos, principalmente el ritmo de luz-oscuridad.

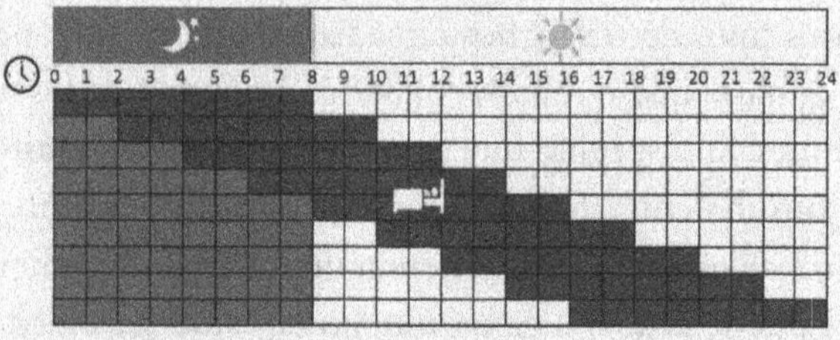

- Ritmo sueño-vigilia irregular. En lugar de un periodo principal de sueño consolidado siguiendo un patrón circadiano, el sueño se distribuye en periodos de diversa duración en distintos momentos a lo largo de las 24 horas. Condiciones de envejecimiento patológico con degeneración neurológica y funcional del NSQ y personas jóvenes y sin patología neurológica pero con alteración grave de los hábitos de sueño.
- *Jet lag*: trastorno por viajes transmeridianos.
- Trastorno asociado al trabajo por turnos. Causado por forzar al organismo a trabajar a horas en las que el sistema circadiano se encuentra programado para dormir y a dormir en horas en las que no se encuentra programado para ello.
- Trastornos circadianos debidos a condiciones médicas.

Jet lag social

Es posible que seas una de las muchas personas que durante la semana viven condicionadas por unos determinados horarios, levantándote temprano y yendo a dormir más o menos pronto en el mejor de los casos, o acostándote tarde y sufriendo privación crónica de sueño en el peor. La cosa cambia cuando llega el fin de semana. Normalmente los horarios se modifican radicalmente y la tendencia mayoritaria es acostarse tarde y levantarse también tarde. Si repites esto una semana tras otra, estás sometiendo tu organismo a una importante cronodisrupción: el llamado *jet lag* social. (Desajuste circadiano producido por el cambio de horarios de sueño entre los fines de semana y los días lectivos/laborables, debido al ocio nocturno y el consiguiente trasnochamiento.)

Es similar a viajar de Europa a Estados Unidos el viernes por la tarde y volver el lunes por la mañana. Las consecuencias para la salud son importantes y variadas y, a pesar de ello, muchas personas se someten a este desajuste constantemente. Es muy típico en los adolescentes y adultos jóvenes, por su tendencia al cronotipo vespertino y por sus hábitos de ocio nocturno.

No existe ningún ritmo biológico que lleve un ritmo semanal, es decir, que distinga entre días laborables y fines de semana. Cuanto más regulares sean nuestros horarios, repitiendo nuestros hábitos y comportamiento cada 24 horas, mejor funcionará nuestro organismo y mejor será nuestra salud. Si te resulta extraño, es normal, porque la educación que hemos recibido a este respecto es nula. Pero ahora ya lo sabes: tu cuerpo necesita regularidad, horarios estables de comida, sueño, actividad física y luz-oscuridad. Una persona que vive en sincronía lo tiene mucho más fácil para ser una persona equilibrada, sana y feliz, mientras que la cronodisrupción genera malestar y enfermedad.

Desde la existencia de la luz artificial, la prevalencia de la cronodisrupción se ha disparado. Si todos fuésemos campesinos y trabajásemos al aire libre, nuestros cronotipos variarían un máximo de entre tres y cuatro horas entre los matutinos y los vespertinos. Sin embargo, con la luz artificial el desfase horario puede alcanzar las doce horas.

Las fases del sueño

El *Homo sapiens* no solo es cíclico a lo largo del día, sino también a lo largo del sueño. Seguramente habrás oído hablar de las distintas fases del sueño y del sueño REM (del inglés *Rapid Eye Movements*, movimientos oculares rápidos) y No REM. Efectivamente, mientras dormimos se produce un maravilloso baile en el que dos tipos de sueño van cediéndose paso para constituir ciclos que se van repitiendo a lo largo de la noche, hasta cumplir entre cuatro y cinco ciclos cada noche.

Hipnograma con arquitectura del sueño normal

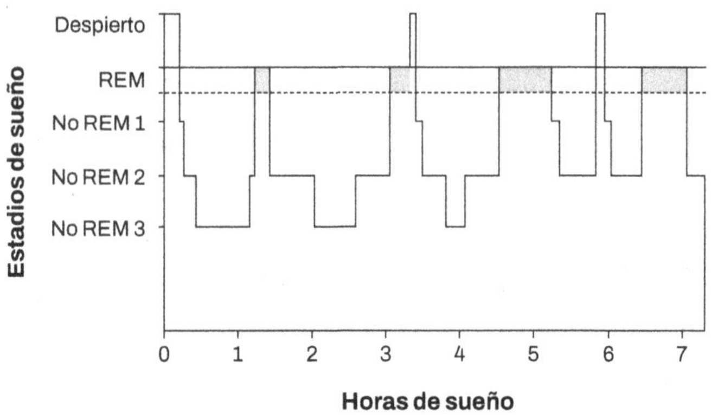

En el sueño saludable de un adulto, estas fases son distintas y también tienen distintos porcentajes:

- Fase No REM 1: el sueño es superficial, con sensación de duermevela. Menos del 5% del sueño.
- Fase No REM 2: sueño intermedio, consolidado. Es el 50% del sueño.
- Fase No REM 3: sueño profundo o de ondas lentas. Entre el 15 y el 20% del sueño.
- Fase REM: sueño paradójico (es decir, actividad cerebral parecida a la vigilia). Entre el 20 y el 25% del sueño.

Es muy importante que recuerdes que nuestro cerebro no es un sistema inmediato, es decir, no existe un botón de *on/off*. El sueño se produce de forma progresiva, de ahí la importancia de preparar el camino del sueño llegando a la cama con la mente y el cuerpo en calma. El cerebro va entrando en sueño lentamente a medida que nuestras neuronas dejan de responder a los estímulos que les llegan de los sentidos. Cuando el silencio alcanza la mayoría de nuestro cerebro, conseguimos quedar dormidos. Pueden existir zonas demasiado activas por estímulos recientes que dificulten la entrada en sueño. Esto hace que muchas veces tengamos la sensación de estar despiertos, aunque gran parte de nuestro cerebro esté dormida. Cuanto más profundo es el sueño, más lentas son nuestras ondas cerebrales, alcanzando la mayor lentitud y por lo tanto profundidad durante la fase No REM 3, en la que más del 50% de nuestras neuronas descargan en ondas delta.

¿Qué ocurre cuando dormimos durante toda la noche?

En la primera mitad de la noche se produce la mayor parte del sueño profundo No REM 3, con una gran labor de limpieza de todas las toxinas acumuladas durante el día, así como de eliminación de las conexiones cerebrales innecesarias. Las ondas lentas del sueño profundo permiten la conexión entre zonas remotas del cerebro, favoreciendo la transferencia de la información captada durante el día. Así, si durante la vigilia se produce la recepción del mundo sensorial, durante el sueño profundo No REM 3 se produce la reflexión interior y la destilación de recuerdos.

En la segunda mitad de la noche se concentra el sueño REM, durante el cual se refuerzan las conexiones neuronales más utilizadas, como si se estuviese moldeando una preciosa obra de arte. Durante el sueño REM, sin embargo, la actividad cerebral es muy similar a la de la vigilia: por eso, al sueño REM se lo llama también sueño paradójico. Se produce una frenética actividad cerebral, pero con una ausencia total del tono muscular, en parte para evitar que las ensoñaciones que se producen mayoritariamente en esta fase nos lleven a levantarnos de la cama y realizar conductas inapropiadas o incluso peligrosas. Pero durante el sueño REM no son las percepciones sensoriales del mundo exterior las que activan nuestro cerebro, como sucede en la vigilia, sino que se trata de emociones del pasado y del presente que se entremezclan.

Además, durante el sueño REM nuestros circuitos emocionales se ajustan. Esto es imprescindible para que tengamos una correcta inteligencia emocional. Si te fijas, entonces, perder dos horas del sueño al día, no es solo perder el 25% de las horas que deberíamos dormir, sino que además supone perder aproximadamente un 70% de nuestro sueño REM, con importantes repercusiones sobre nuestro control emocional.

Quizá ahora comprendas por qué los adolescentes, privados crónicamente de sueño, suelen estar tan irritables y aparentemente ausentes. Posiblemente no todo sea cuestión de la etapa de la vida en la que se encuentran, sino también de cómo la duermen. En los adultos, las consecuencias son similares. Un mundo en el que todo el mundo estuviera mejor dormido sería un mundo con mayor inteligencia emocional. Solo por esto ya valdría la pena que se hicieran campañas masivas de salud pública y medidas legislativas para evitar la privación crónica de sueño que sufrimos.

De hecho, parece ser que el *Homo sapiens* fue aumentando su porcentaje de sueño REM debido a que pasó de dormir en los árboles a dormir en el suelo. Esto fue lo que permitió un mayor desarrollo cerebral, junto con la

La actividad cerebral del sueño

- Vigilia: percepción del mundo exterior.
- Sueño No REM: reflexión, almacenaje y refuerzo de nuevas experiencias y habilidades.
- Sueño REM: integración de las nuevas experiencias con las del pasado, permitiendo de esta forma una compresión del funcionamiento del mundo y creando a su vez nuevas ideas y habilidades que nos permitirán aumentar nuestra experiencia en la vida.

adquisición de habilidades sociales, cosa que le permitió la hegemonía sobre el resto de las especies. Quién sabe, quizá la pérdida del sueño REM que sufrimos en la actualidad acabe por propiciar el dominio de las máquinas sobre los humanos.

Una buena siesta te alargará la vida

Todavía hay otra característica del sueño humano que se debe tener en cuenta y que, por desgracia, en la mayoría de los casos no es respetada: nuestro patrón del sueño es bifásico. Consiste en un periodo principal de sueño nocturno y un breve periodo de sueño diurno en torno al mediodía, lo que conocemos como siesta.

A pesar de lo que mucha gente cree, ni la siesta es una tradición cultural mediterránea, ni dormir la siesta es de vagos, como en ocasiones se oye decir. La siesta es una necesidad fisiológica de nuestra especie que se ha ido perdiendo con los años, debido en parte al estilo de vida acelerado y sobrecargado que llevamos. La siesta tiene importantes beneficios para nuestra salud, desde mejorar las capacidades cognitivas y el estado de ánimo, hasta propiciar ajustes beneficiosos para nuestro sistema cardiovascular, como la regulación de la tensión arterial. Un estudio mostró que los trabajadores que dejaron de hacer la siesta incrementaron su riesgo de muerte cardiovascular entre un 37 y un 60 % más con respecto a aquellos que seguían practicando el buen hábito de echar una breve cabezadita.

Distintos estudios han demostrado, además, que dormir entre veinte y treinta minutos mejora la productividad laboral de los trabajadores, en comparación con los que no lo hacen y pasan treinta minutos más en su puesto de trabajo. Estos beneficios de la siesta ya han llegado a los responsables de algunas empresas, que están buscando ingeniosas ideas para permitir que los trabajadores que lo deseen puedan echar un sueñecito tras la comida. Espacios adaptados para la siesta deberían ser cada vez más frecuentes en los lugares de trabajo. En algunas grandes ciudades, incluso empiezan a florecer negocios que ofrecen espacios para poder dormir un rato. Quién sabe, quizá te acabo de dar alguna idea.

Que no se te olvide...

- El sistema circadiano marca cuándo tenemos que estar despiertos y cuándo tenemos que dormir, pero también regula otras funciones.

- Los factores ambientales actúan como sincronizadores. El sincronizador más potente es el ciclo de luz-oscuridad, pero no es el único.

- La producción de melatonina muestra un ritmo circadiano marcado, con niveles bajos durante el día y con un pico durante la noche.

- Cuando la producción de melatonina desciende, puede ser el origen de distintos trastornos del sueño, pero también de un mayor envejecimiento, oxidación y problemas inflamatorios.

- Es importante utilizar correctamente la luz natural, evitando las pantallas durante las horas previas a irse a dormir.

- Además, la regularidad de la actividad física o de los horarios de sueño y comidas son algunas de las claves de la cronobiología.

- Estamos diseñados para dormir de noche y para comer durante el día y la vigilia. Esto es fundamental para nuestro sistema digestivo y nuestro metabolismo en general.

- La cronodisrupción predispone el deterioro del sistema inmunitario y la aparición de diferentes patologías, como la obesidad, la diabetes, los trastornos cognitivos y afectivos y ciertos tipos de cáncer.

- No existe ningún ritmo biológico que distinga entre días laborables y fines de semana.

- Si durante la vigilia se produce la recepción del mundo sensorial, durante el sueño profundo No REM 3 se produce la reflexión interior y la destilación de recuerdos.

- Durante el sueño REM, se entremezclan las emociones del pasado y del presente.

- Un mundo bien dormido sería un mundo con mayor inteligencia emocional.

3
REQUISITOS PARA DORMIR BIEN

A menudo me preguntan qué tenemos que hacer para dormir bien, para optimizar nuestro descanso. Detrás de esta pregunta en ocasiones se esconde la voluntad de dormir lo mínimo. Es decir, lo que en realidad me preguntan es qué hacer para sentirnos descansados con las pocas horas de sueño que nos permitimos dormir.

Como trasfondo de esta consulta tan habitual, puede existir un menosprecio del sueño muy peligroso. Hay un centenar de enfermedades relacionadas con el sueño, pero el principal trastorno no es ninguna de esas patologías, sino que más de la mitad de la población duerme menos horas de las que necesita.

El sueño es una función fisiológica de nuestro organismo absolutamente necesaria para nuestro correcto y saludable funcionamiento. Pretender dormir menos horas y obtener los mismos beneficios que durmiendo las horas necesarias es un objetivo tan difícil como absurdo. Con pocas horas de sueño nunca tendremos suficiente.

Como función fisiológica que es, deberíamos dormir de forma profunda y continua el número de horas suficiente para despertarnos de forma natural, sin despertador, con la sensación de estar llenos de energía, con ganas de empezar el día, física y mentalmente descansados, reparados del día anterior, con vitalidad y buen humor, con capacidad para concentrarnos y con ganas de vivir nuestro día plenamente.

Otra de las preguntas más habituales sobre el sueño es: ¿cuántas horas debo dormir? La respuesta es tan sencilla de responder como difícil de llevar a la práctica sin profundos cambios en nuestros hábitos: las que te permitan despertarte de forma natural a diario y con sensación de haber descansado. Y si puedes imaginarlo, puedes lograrlo. Espero que con este libro tomes conciencia de que el cambio no solo es posible, sino además necesario para una vida mejor.

La batalla contra el despertador

Sí, antes has leído bien: deberías despertarte sin despertador, ese odioso y maquiavélico invento diseñado para interrumpir una de las experiencias más maravillosas de nuestra existencia: dormir. Imagínate que pones una alarma cuando estás comiendo y que suena a mitad de un delicioso bocado que debes dejar a medias. Es decir, que no dejarías de comer porque tu sabio cerebro te envía señales de saciedad, de que ya has comido lo suficiente, sino porque suena un temporizador. Si esa idea te parece absurda, ¿por qué interrumpes tu sueño antes de que termine de manera fisiológica y natural? La mayoría de las veces la respuesta es de este estilo: «Me falta tiempo y de algún sitio tengo que sacarlo». Ya hemos visto que esto se debe a profundas causas históricas y sociales, a falsas creencias que han perjudicado durante décadas la salud de la población del llamado mundo desarrollado.

Los bebés se despiertan siempre de forma natural y a nadie se le ocurre (¡espero!) despertarlos a mitad de su sueño para cantarles una nana. Pasa lo mismo con los niños pequeños. Pero conforme van creciendo, se va perdiendo este despertar natural. Cada mañana entran en escena los padres, unos despertadores cálidos..., y, más tarde, se añaden los despertadores fríos, las alarmas. Hasta llegar a la adolescencia, en la que en muchas ocasiones hace falta un cubo de agua helada para sacar al chico o la chica de lo más profundo de su sueño. Triste involución del despertar natural.

Pues bien, ya tenemos el primer requisito para dormir correctamente: dedicarle al periodo principal de sueño nocturno el tiempo necesario para que el sueño fisiológico pueda producirse, sin descuidar ni interferir en ninguna de sus valiosas fases, que he descrito en el capítulo 2. De hecho, este es el principal problema del sueño que existe en nuestra sociedad: la privación crónica de sueño de la población.

La importancia de la higiene del sueño

A lo largo de este capítulo te daré algunos consejos que pueden ayudarte a conseguir un mejor sueño. No son trucos mágicos ni pócimas milagrosas, pues hasta donde mis conocimientos científicos llegan, estas no existen, y aconsejo desconfiar de los que las ofrecen. Sí existen los buenos hábitos del sueño (también llamados una higiene correcta del sueño), que te pueden ayudar a mejorar la calidad y la cantidad de tu descanso. No es necesario que tengas ningún trastorno del sueño para tener una buena higiene del sueño, igual que no es necesario tener sobrepeso para seguir una alimentación saludable y equilibrada: son hábitos buenos para todos.

De hecho, aunque tengas la fortuna de disfrutar de los beneficios de dormir bien, puede ser que, si adoptas estas medidas, tu sueño sea todavía mejor. Además, te estarás reforzando para superar posibles situaciones futuras en las que pueda aparecer algún problema.

Si, en cambio, ya tienes un trastorno del sueño y, sobre todo, si sufres un trastorno de insomnio, la higiene del sueño es imprescindible. El 30 % de los trastornos de insomnio se resuelven solo con tomar estas medidas.

Sin embargo, no debes obsesionarte con estos consejos. Puedes ser flexible. Habrá días en los que no te será posible seguirlos todos, porque nuestra vida no es uniforme y nuestras circunstancias cambian continuamente; no pasa nada. Observa qué sucede y saca tus propias conclusiones. Al final deberás poner en una balanza qué merece la pena hacer y qué no, pero jamás pierdas la fe en los buenos hábitos.

Tan perjudicial para tu sueño puede ser no tener una buena higiene como obsesionarte con tenerla. Debemos cuidar nuestro sueño, tratarlo con amabilidad, delicadeza y cariño, pero si ponemos nuestro foco de atención excesivamente en él, podemos conseguir el efecto contrario: entrar en bucle y que nuestro trastorno empeore. El sueño es como una pastilla de jabón entre las manos: si la intentas controlar y la aprietas, saldrá disparada; sin embargo, si la tratas con suavidad, conseguirás sacar de ella las más deliciosas fragancias.

Usa el menos común de todos los sentidos: el sentido común. Verás que, entre lo que ya conocías del sueño y lo que aprendas con este libro, no es tan complicado conseguir el mejor sueño posible.

Ten horarios regulares

Seguramente habrás oído que es importante tener unos horarios regulares de sueño, es decir, levantarnos y acostarnos siempre a la misma hora. En lugar de confirmarlo o desmentirlo, te diré que es algo que hay que explicar mejor.

Los horarios regulares son importantes, y casi diría que necesarios, para un sueño saludable. Pero ¿de qué horarios estamos hablando? ¿De los horarios sociales y familiares? ¿O nos referimos a nuestros horarios biológicos? Lo ideal es que estos tres horarios sean regulares y coincidan, para que vivas en sincronía y evites la cronodisrupción.

No olvides que, como te conté en el capítulo 2, la mayoría de nuestros ritmos biológicos son circadianos, es decir, que siguen ciclos de 24 horas. Los ritmos semanales, en cambio, son sociales y no suelen tener en cuenta nuestros verdaderos ritmos, los biológicos. Nuestras necesidades de sueño no varían según el día de la semana. Por tanto, debemos intentar dormir las horas necesarias cada noche.

Procura que la hora de levantarte sea regular, independientemente del día de la semana que sea. Los fines de semana no deberías retrasarla más de una hora con respecto a los días laborables; organiza el día para que esto sea posible. Presta atención también a la hora de acostarte. No hace falta que sea siempre la misma hora exacta; lo que debes intentar es sentir somnolencia a la misma hora, es decir, tener unas rutinas previas que te permitan llegar descansado y relajado a la hora deseada para conciliar el sueño.

Puede pasar que a la hora que supuestamente deberías empezar a dormir, no estés preparado para ello, es decir, que tu mente no esté en calma y tu cuerpo no esté relajado. Si esto es así, olvídate de la hora. Tu objetivo no será conciliar el sueño, sino preparar el camino para que esto suceda. Relájate: solo cuando lo consigas será el momento de meterte en la cama para dormir. Tu objetivo para el resto de los días es conseguir llegar en condiciones para dormir a la misma hora, es decir, descansado. Prepara el camino del sueño. Más adelante te contaré cómo.

El día y la noche, las dos caras de la moneda

La noche es la fábrica de nuestro día. Si duermes bien, todas las ventajas que te ofrece el descanso serán visibles al día siguiente. Pero la relación entre la noche y el día, entre el sueño y la vigilia, es recíproca, bidireccional. Así, nuestro día también es la fábrica de nuestra noche. Nuestra vigilia determina cómo será nuestro sueño en la misma medida en que nuestro sueño condiciona nuestra vigilia.

Muchas veces pretendemos dormir, casi lo exigimos como un derecho. Merecemos dormir y punto. Nada justifica que esto no suceda. Pero, como con tantas cosas en nuestras vidas, los derechos hay que ganárselos, trabajárselos, facilitar que sucedan. Sin duda mereces dormir bien, y te deseo de corazón que así sea. Pero ¿qué estás dispuesto a hacer a cambio? ¿Estás preparado para hacer cambios en tu vigilia que te permitan tener un sueño de calidad? Esos serán los cambios que te lleven a dormir profundamente y del tirón.

Seguramente habrás tenido días agotadores, sin un momento de tregua, con continuos compromisos y obligaciones, desde el amanecer hasta el momento de meterte en la cama. En esos días, suelen faltar momentos para ti. Me refiero a verdaderos momentos tuyos. A menudo las obligaciones, o incluso las pasiones, no nos dejan parar y este ritmo frenético difícilmente es compatible con dormir bien. Esta hiperactivación hace que nuestro sistema nervioso simpático, nuestro sistema de alerta, se active en exceso, lo que termina provocando que lleguemos al momento de dormir demasiado activos. Podríamos decir que algunos días entramos en la cama a demasiada velocidad e intentamos frenar activando el freno de mano. Pero lo hacemos de manera tan brusca que derrapamos y salimos de la cama, porque es difícil conciliar el sueño a esa velocidad.

Puede ser que te parezca una paradoja, pero a dormir hay que ir descansado. Ese es el primer paso: llegar en calma al momento de conciliar el sueño. No lo confundas con llegar agotado. El agotamiento por haber tenido un día extenuante no te da tranquilidad, sino sobrecarga.

El derecho a parar

Busca momentos de pausa durante tu día. A lo mejor estás pensando: «Qué fácil es decirlo y qué vida tan compleja tengo yo. Ya me gustaría ver cómo llegaría este listillo en calma a la noche con todas las obligaciones que yo tengo, desde aguantar a la pelmaza de mi jefa hasta trabajar con un compañero tóxico, para luego recoger a los niños del cole, llevarlos a las extraescolares y atender después a mis padres mayores. Y al llegar por fin a casa, hacer la cena, recogerlo todo, acostar a los niños y preparar todo lo necesario para el día siguiente. Y, de postre, mi pareja roncadora: la guinda del pastel». Pues lo siento, no tengo la solución mágica para hacer que tu vida sea maravillosa, pero te puedo decir que, si conseguimos que duermas mejor, lo será más.

Sea como sea tu día, mereces y necesitas parar, tener momentos de no hacer. En un mundo de 24 horas al día, siete días a la semana y 365 días al año, hemos llegado a convencernos de que no hacer nada es perder el tiempo. Y no. Parar no es perder el tiempo. Este pensamiento pasa por la mente de muchos de mis pacientes cuando les explico lo que te estoy diciendo ahora. Lo veo claramente en sus mentes mientras me miran con cara de póker.

No hacer no es perder el tiempo, es ganarlo. Para tener una vida consciente y plena, para conectar con nuestros pensamientos y nuestras emociones, necesitamos momentos de no hacer nada. Para poder identificar y distanciarnos de las emociones, para no ser arrastrados por el miedo, la ansiedad, la irritabilidad, ni ser víctimas de nuestra impulsividad, compulsividad y deseo, necesitamos parar y vivir el momento presente, sin juzgar, simplemente contemplando. Esto nos permitirá ser más ecuánimes y tener más recursos emocionales ante las situaciones difíciles.

Si durante el día vas haciendo pequeñas pausas, tu jornada será más equilibrada y llegarás a la noche en mejores condiciones para dormir. Te propongo empezar por pequeñas paradas para ser consciente de tu respiración, nada más. Pausas de un minuto en las que dejes lo que estabas haciendo y simplemente pongas toda tu atención en cómo inspiras y cómo espiras. Cómo entra en aire en tus pulmones, frío y azul, y cómo sale más cálido y rojizo tras cada respiración. Un minuto, nada más. Lo puedes hacer cuando pases de una actividad a otra. Cualquier momento sumará: dedícale el tiempo que puedas. Y no hace falta que lo hagas perfecto, siempre será mejor hacerlo de forma imperfecta que no hacerlo. Cuantas más veces lo hagas durante el día, en mejores condiciones llegarás a la noche.

Vive conscientemente

Te propongo también ser más consciente de todo lo que haces, de cualquier cosa que te suceda durante tu día. Masticar bien la comida, fijarte en el sabor de lo que comes, apreciar la temperatura del agua cuando te duchas o la fragancia del gel que usas. Siente tus pasos cuando caminas o presta atención a tu postura cuando estás en tu lugar de trabajo. Aprovecha los semáforos en rojo para respirar en lugar de estresarte ansiando que se ponga verde. Empieza a cruzar el paso de peatones cuando el muñequito verde te lo indique, en lugar de jugarte la vida poniendo los pies en la calzada para seguir corriendo, siempre corriendo, para terminar el día accionando el freno de mano. Baja la velocidad durante todo el día y así no tendrás que salirte en la última curva, cuando ya lo tenías, cuando la meta estaba tan cerca y podías tocar la gloria con tus dedos, la gloria de una noche de sueño profundo y reparador, de sueños placenteros y despertar pleno.

De momento no se ha inventado la manera de meter dos litros de agua en una botella de un litro sin que salga la mitad del agua. Lo que cabe en tu día también es limitado, y si no aprendes a cogerle bien la medida, es fácil que antes o después acabes teniendo problemas del sueño.

Céntrate en el presente

Hablemos ahora del tiempo verbal en el que vives, ya que este es uno de los motivos por los que estás acelerado. La mayoría de las personas pasan su día en el futuro, sin ser conscientes del presente y eso las conduce a la velocidad. Es como si tuvieran un palo pegado a su cabeza y de ese palo saliera una zanahoria y vivieran intentando atrapar la zanahoria, cuando esta siempre está a un metro de sus narices, tan cerca que pueden olerla, pero a la vez tan lejos que nunca llegan a alcanzarla.

El futuro no existe, como bien decían los Sex Pistols. Solo está en tu cabeza. Vivir en el futuro hace que te pierdas el presente, lo real. Además, el futuro es incierto. ¿Y si me quedo dormida y llego tarde al trabajo? ¿Y si el jefe hoy está de mal humor y la toma conmigo? ¿Y si me despide? ¿Y si mis hijos suspenden? ¿Y si mi pareja me deja? Sí, son cosas que pueden suceder, pero hasta que pasen solo están en tu imaginación. El 90 % de las cosas por las que nos preocupamos nunca llegan a suceder.

Cuando te notes nervioso, preocupado por algo, párate a pensar en qué momento estás: ¿en el presente o en el futuro? La mayoría de las veces estarás proyectando lo que te imaginas que podría pasar y desconectado de lo que está sucediendo en este instante. Vuelve al presente, a lo que estás haciendo ahora: ya verás como te calmas. La suma de esos momentos de calma durante el día te ayudará a llegar en mejores condiciones a la noche.

Homo multitarea

Otro de los motivos que te impiden irte a la cama en condiciones óptimas para dormir es la sobrecarga de información. Eso sucede porque no solo haces muchas cosas a lo largo del día, sino porque, además, haces varias cosas a la vez. La multitarea es uno de los grandes problemas del estilo de vida actual. Hacer varias cosas a la vez no solo nos lleva a perder calidad en lo que hacemos (porque nuestra atención está dispersa), sino que también nos sobrecarga.

Como bien explica Yuval Noah Harari, el autor de *Sapiens*, en el pasado la censura consistía en la falta de información. No existía mejor forma de sometimiento que mantener al pueblo en la ignorancia, mientras que tener acceso al conocimiento hacía a la gente más libre. En cambio, hoy en día, el verdadero conocimiento viene de saber filtrar el exceso de información que recibimos. Vivimos inmersos en la sobreinformación, a la que quizá deberíamos llamar *sobredesinformación*.

En la era digital y de las redes sociales, la cantidad de información que llega a nuestro cerebro durante un día es descomunal. No estamos preparados evolutivamente para ello, ya que nuestros circuitos cerebrales se colapsan, se saturan y se bloquean. Solo si somos capaces de seleccionar lo realmente valioso para nuestras vidas, lo que merece la pena, podremos hacer que la información fluya, sin colapsos.

Aprende a ser selectivo y a desconectar del exceso de información. De toda la información que recibes durante el día, piensa en cuál es realmente valiosa y en cuál es prescindible. Pregúntate, de todo lo que te ocupa o preocupa hoy, ¿qué será realmente importante dentro un mes, de un año o de cinco años? Esto te permitirá relativizar y relajarte.

Desaprende la multitarea y vuelve a la monotarea. Haz solo una cosa y, cuando la termines, tómate una pausa, respira, conecta contigo mismo y, entonces, ya estarás listo para pasar al siguiente momento presente. Cuando hables con tu pareja o con tus hijos, préstales atención plena: todos lo agradeceréis. En cuanto apliques esto, puede ser que empiecen a suceder cambios en tu vida. No te extrañes por ello, no será casualidad. Cómo vivimos nuestro presente determina cómo será nuestro futuro. ¡Así de sencillo!

Sobreestimulación y redes sociales

Las redes sociales también tienen algo que ver en todo esto. O, más que las redes sociales, el uso que hacemos de ellas. La cantidad de información que recibes durante el día de tus distintas redes sociales es inmensa. Simplemente tienes que mirar el tiempo de uso en tu teléfono móvil para darte cuenta de ello. Todo suma: información y más información, circuitos colapsados, cerebros hiperestimulados y dificultades para conciliar el sueño: todo es una cadena.

Además, el sobreuso de las redes sociales te conduce directamente a la atención dispersa, a la pérdida de atención, a vivir en lo superficial y a estar cada vez más desconectado de tu propio yo, a separar tu cuerpo y tu mente. Conversación tras conversación, mensaje tras mensaje, día tras día, esta sobreatención hace que tu cerebro llegue sobreestimulado al momento de reunirte con Morfeo. Él te llamará, pero como no tiene móvil, puede ser que no le contestes.

¿Te has planteado alguna vez que muchos de los mensajes que recibes son prescindibles? Seguramente la mayoría de ellos. No solo es responsabilidad tuya, también de quien los manda. ¿No crees que deberíamos ser un poco más selectivos con los mensajes que escribimos y también con los que reenviamos? Simplemente, reenviar y listo, como si no pasase nada. Pues bien, sí que pasa: es información para un receptor que, debido a la adicción química, por segregación de dopamina, que generan las redes sociales, los acabará leyendo en la mayoría de los casos. Podemos ayudar a reducirla desde los dos extremos, como emisores y como receptores. ¿Realmente es tan divertido ese chiste?, ¿realmente te importa o crees que le importará a tu emisor qué está haciendo el famoso de turno es sus idílicas vacaciones con su maravillosa pareja? Ya no es una cuestión de valores, no es mi intención meterme en lo que le gusta a cada uno, pero el acto de enviar información no es gratuito y afectará al sueño de quien la recibe. Con los años veremos cómo el uso indiscriminado de las redes sociales afecta a nuestra salud, ya lo estamos viendo, sobre todo en los más jóvenes.

¡Malditas pantallas!

El momento del día en que usamos los aparatos digitales también es muy importante. Seguramente ya habrás escuchado antes que debemos apagar las pantallas dos horas antes de nuestro momento de iniciar el sueño. El motivo es doble. El primero ya lo has visto durante estas últimas páginas: nos sobreestimulan. Pero, además, las pantallas emiten una cantidad de luz estimulante muy alta. Es luz con una frecuencia de onda del espectro azul muy elevada, el tipo de luz más estimulante que existe para nuestro cerebro, muy similar a la del sol, que lo confunde, le dice que es de día, que no toca dormir, toca estar despierto.

Al recibir esa luz, el núcleo supraquiasmático deja de estimular la glándula pineal para que produzca melatonina. Al bajar los niveles de melatonina, el sueño se ve directamente afectado y aparecen tanto dificultades de conciliación y de latencia del sueño (el tiempo que tardamos en dormirnos desde que lo intentamos aumenta), como problemas de mantenimiento del sueño, con un sueño más superficial y más despertares. Múltiples estudios demuestran que cuanto más tiempo utilices las pantallas y más cerca de la hora de dormir, más tardarás en dormirte, menos tiempo dormirás y más superficial será tu sueño.

Y, como ya he dicho, los problemas del sueño no vienen solo de la luz de las pantallas y de la disminución de la producción de melatonina. El contenido de los dispositivos también influye. El *multitasking*, la interacción con varias personas a la vez, la combinación de distintas redes sociales, el bombardeo de imágenes e información y las descargas de dopamina de cada *like* —o la frustración, acompañada seguramente de descarga de adrenalina y cortisol, de cada *no like*—, hacen el resto. En definitiva, se produce un estado de hiperactivación que aleja la posibilidad de un sueño de cantidad y calidad óptimas. Las pantallas hacen que aumenten los ritmos rápidos cerebrales, dificultando el proceso del sueño.

A muchas personas, no usar dispositivos digitales dos horas antes de dormir les parece una barbaridad; lo veo cada día en la consulta, sobre todo en la cara de los pacientes jóvenes. Nos hemos acostumbrado y hemos adaptado nuestras vidas de tal manera a estos dispositivos que parece que no usarlos sea imposible. La única manera de que esto cambie es entender las importantes repercusiones que tiene para nuestra salud su utilización en las horas previas al sueño.

En este sentido, los adultos deberíamos dar ejemplo a los niños y adolescentes. En un estudio reciente que hemos realizado en adolescentes, se ha visto que el 95 % de ellos utilizan el móvil durante la hora previa a acostarse y hasta el 80 % lo utilizan hasta el mismo momento de meterse en la cama. Ese mismo estudio muestra que más de la mitad de ellos presentan somnolencia en clase y que casi ninguno duerme las nueve horas que debería los días de colegio. ¿No te parecen datos suficientes para hacer un cambio? Pero ¿qué autoridad tendremos para decirles a ellos, los más perjudicados, que no los utilicen si nos ven hacerlo a nosotros?

Una solución puede ser una estación de carga común, situada en el salón, donde todos dejemos nuestros dispositivos cargando desde la hora de la cena y no se vuelvan a tocar hasta el día siguiente. Además, existen incluso urnas con llave para guardar los dispositivos. Esto es así debido al alto grado de adicción que generan; sabemos que perjudican nuestra salud y nuestro sueño, pero somos incapaces de dejar de usarlos.

Nada más que añadir, señoría: el trastorno del sueño está sentenciado.

Usa la cama (casi) solo para dormir

La cama debe ser tu santuario del sueño. Tu templo del descanso. El lugar que, solo con verlo, te provoque felicidad, tranquilidad y sosiego. Y, sobre todo, el lugar que asocies única y exclusivamente al sueño. Permíteme una excepción: el sexo. Sexo en la cama y donde quieras y puedas, ya que sin duda es otro de los pilares de nuestra salud y felicidad, y nada ni nadie debería limitártelo. Para todo lo demás, sal de la cama.

Si tienes problemas de insomnio, seguramente no asocias a la cama estos calificativos positivos, sino más bien todo lo contrario. Cuando existe un trastorno de insomnio crónico, la cama suele asociarse a emociones difíciles, desagradables e incluso solo pensar en el momento de meterte en ella puede desencadenar síntomas de ansiedad. No es por casualidad. Es algo aprendido debido a los malos momentos pasados en la cama intentando dormir y sin conseguirlo. Minutos y horas dando vueltas, tratando de desconectar, concentrándote para poder pasar página del duro y ajetreado día y cargar pilas para el día siguiente. Pero resulta imposible. Cuanto más tiempo pasa, más nerviosismo y más activación hay y más lejos estás de tu objetivo de quedarte dormido. Al final parece que el colchón tenga clavos.

Piensas que ojalá llegue pronto el momento de levantarse. Nuestro cerebro guarda esas experiencias para avisarnos en el futuro de posibles peligros. Así, la cama se convierte en uno de estos peligros. En una amenaza.

Pero tengo buenas noticias: puedes desaprender esa asociación y crear una nueva. La neuroplasticidad de tu cerebro es inmensa. Lo que debes hacer es empezar a vivirlo de otra manera, empezar a crear nuevos diálogos entre tus neuronas, otro tipo de mensajes que te permitan transformar la experiencia.

Para ello, empieza por ir a la cama solo si tienes sueño. Que sea tu hora biológica, tus sensaciones, las que te digan que es hora de ir a dormir. No te acuestes porque sepas que es importante para tu salud dormir ocho horas, nueve o las que necesites para despertarte fresco y reparado. Tu momento de ir a la cama debe ser aquel en el que realmente sientas sueño, en que notes que estás preparado para dormir. No vayas a la cama porque tu pareja se acueste; puede ser que tengáis cronotipos distintos, ritmos biológicos diferentes. No la quieres menos porque no te acuestes a la misma hora. Cada persona debe llevar sus propios ritmos biológicos e intentar, además, que estos coincidan con sus ritmos familiares, sociales y laborales. Eso ya es lo suficientemente complicado en muchas ocasiones, como para además intentar que coincidan con los de tu pareja.

Del sofá a la cama, paso a paso

Puede pasarte que vayas a la cama con sueño y nada más meterte en la cama este se esfume. ¡Ni el mismo Mago Pop lo habría hecho mejor! Quizá sea porque ya has pasado malos momentos tratando de dormir y sin conseguirlo o quizá porque has ido corriendo hasta la cama para que el sueño que te estaba dejando grogui en el sofá no se escapase. De esto hablaremos en el siguiente apartado. De momento, te aconsejo que no corras y, menos, para ir a la cama. Ve tranquilamente, sin tensarte, sin preocuparte por si se te pasará el sueño. El sueño viene él solo de forma natural y lo que lo expulsa es tu miedo a que se vaya.

Ve relajado del sofá a la cama. Relajado y directamente, sin parada en Zaragoza. Es muy frecuente que algunas personas pasen por el baño justo antes de meterse en la cama. ¿Te has fijado en la iluminación que tiene tu cuarto de baño? ¿Es intensa? ¿Luz blanca? ¿Leds? Pues eso es justo lo contrario a lo que necesitas en los momentos previos al sueño: oscuridad. Cambia las luces de tu cuarto de baño, ponlas regulables y, cuanto más cálidas, mejor. Hasta que hagas el cambio, intenta no encenderlas si tienes que pasar por el baño antes de dormir. Intenta arreglarte con la luz del pasillo o con alguna linterna. Lo que sea con tal de evitar un estímulo luminoso intenso previo al sueño.

Todo lo que puedas dejar hecho de higiene personal después de cenar, mejor. Así evitarás estimularte antes de meterte en la cama.

Una mala noche la tiene cualquiera

Si al meterte en la cama te cuesta conciliar el sueño, van pasando los minutos, empiezas a dar vueltas, te conviertes en una croqueta y empiezas a notar que los clavos escondidos del colchón comienzan a dejarse notar..., sal de la cama. Ya llegará la siguiente oportunidad.

Si te quedas en la cama, es muy probable que cada vez te encuentres más incómodo y agitado y que tu distancia con Morfeo vaya siendo cada vez mayor. No solo eso, sino que además empezarás a asociar la cama con algo desagradable, cosa que también dificultará que te duermas en futuras noches. Este es el motivo por el que, en ocasiones, te estás quedando dormido en el sofá y, al meterte en la cama, el sueño desaparece. Tienes malas experiencias previas guardadas en tu sabio inconsciente y hábitos incorrectos desencadenados por ello.

No es necesario, ni aconsejable, que te pongas a hacer nada al salir de la cama. El objetivo es simplemente relajarte y evitar que la cama adquiera connotaciones negativas. Ve al sofá, si es posible a oscuras o con una tenue luz cálida, basta con que sirva para evitar tropiezos. Una vez allí, busca relajarte, sin encender pantallas, sin pasar por la cocina: no es el momento de comer, sino de dormir. No confundas a tus relojes, no transformes tus dificultades de conciliar un sueño en señales confusas que hagan que tus ritmos biológicos se desregulen. Lo único que conseguirás así es que aparezca la cronodisrupción.

Simplemente, te está costando dormir. En estas ocasiones es tan importante que consigas dormirte como que sepas gestionar una mala noche. Relájate, puede ser un buen momento para prestar atención a tu respiración y a tus emociones, para desarrollar consciencia plena. Si ya lo has practicado previamente, lo conseguirás sin problemas y verás que vuelves a un estado óptimo para poder conciliar el sueño. Si no estás acostumbrado a meditar, no pasa nada; el objetivo es frenar la escalada de agitación. Otra opción puede ser un poco de lectura, con la mínima luz (siempre cálida) que te permita leer. Mejor si es algo que no te interese demasiado, algún libro que rápidamente te aburra; el aburrimiento te ayudará a acortar de nuevo la distancia con Morfeo.

Recuerda: no mires el móvil. El aparato te intentará atraer con mensajes cameladores: mírame, ábreme, tengo cantidad de información para ti, mira todos los nuevos *likes*, mira lo popular que eres, entérate de las últimas publicaciones de tus ídolos al otro lado del océano, contesta a este email del trabajo. No te dejes engañar. Son tus neuronas, ávidas de dopamina, que necesitan más madera para seguir dándote placer, pero no es el momento. Si haces caso a esos mensajes engañosos, te garantizo que dormirás peor.

Una vez que estés en condiciones de volver a ir a la cama, adelante, ve tranquilo. Ya vuelves a estar preparado para la maravillosa experiencia de dormir.

Te aconsejo que hagas lo mismo si tienes despertares a lo largo de la noche. Si son breves, puedes quedarte en la cama, no hay problema. Pero si ves que empiezan a prolongarse, que empiezas a dar vueltas y que te cuesta volver a dormir, sal de la cama y repite todo lo anterior. Por muy mal que vaya, conseguirás dormir como poco lo mismo que habrías dormido si te hubieras quedado en la cama. Pero al menos habrás evitado asociar la cama con algo negativo, es decir, habrás creado las circunstancias para que futuras noches sean mejores. Además, aunque no hayas conseguido dormir todo lo que te gustaría, habrás descansado en lugar de estresarte y pelearte con la almohada. Todo descanso suma, aunque no sea sueño. Todo lo que nos estresa resta, nos desgasta, nos envejece y oxida. Tú decides qué prefieres.

Un dormitorio de revista

Mantén tu habitación limpia, ventilada, despejada y ordenada. Debe ser un lugar agradable para el descanso. El desorden, tanto en la vida en general como en tu habitación, perturba el sueño. No apiles libros en tu mesita de noche, como mucho ten ahí el que estés leyendo en la actualidad. Cuanto más despejada esté la mesita, mejor: fíjate en que casi todo lo que tienes en ella es innecesario para dormir. Además, la limpieza y el orden también cuenta donde no se puede ver. Evita usar el espacio de debajo de tu cama para guardar cosas, mantén el interior de tu armario ordenado y saca de tu vista la ropa que no usas periódicamente. Cierra la puerta del armario por la noche.

Si tienes cuadros o fotografías, elige imágenes relajantes. Evita imágenes tristes o perturbadoras en el dormitorio. Para las paredes y los textiles, parece que los colores cálidos, como tonos crema, melocotón o beige, son ideales por ser relajantes. También los azules claros, los verdes y lavandas. Sin embargo, los colores demasiado fríos, como grises, azules o blancos puros, interfieren en la relajación. El *feng shui*, la disciplina china que busca equilibrar el entorno, te puede ayudar a decorar la habitación para que invite a dormir.

El dormitorio debe estar lo más oscuro posible. Evita cualquier tipo de luz, incluso las que puedan parecer insignificantes como el *stand-by* del climatizador. En verano, si necesitas tener las ventanas abiertas por el calor, usa un antifaz. También puedes usar tapones en caso de que el ruido te moleste.

Es muy importante que la temperatura del dormitorio sea fresca, entre 18 y 21 °C. La señal de disminución de la temperatura ambiente es muy importante para que nuestro cuerpo se prepare para dormir. Nos hemos acostumbrado a vivir con temperaturas estables durante todo el día y hemos eliminado esta señal básica para el sueño. Muchas veces nuestras casas y dormitorios están demasiado calientes para poder tener un sueño de calidad. Y me refiero a nuestros dormitorios, no a nosotros. ¡Ese es otro asunto bien diferente!

Por otro lado, distintos estudios demuestran que, a mayor número de aparatos electrónicos en la habitación, peor es el sueño. Recuerda que la cama debe reservarse para dormir. Evita al máximo los posibles campos electromagnéticos, pues se sospecha que pueden disminuir nuestros niveles de serotonina, alterar la función inmunológica y aumentar el riesgo cardiovascular y otras patologías. Apaga el wifi y todos los aparatos electrónicos que te sea posible y, sobre todo, no tengas ninguno dentro de la habitación.

Por lo que respecta al colchón y las almohadas, deben adaptarse al gusto y bolsillo de cada uno. No es necesario gastar cifras astronómicas para tener un buen colchón y una almohada que se adapte a tus necesidades, pero nunca los compres sin haberlos probado antes. Intenta camelar al vendedor para hacer una breve siesta con el colchón y la almohada que más te gusten. Los más recomendables son los de materiales naturales, como algodón o látex natural, sin disolventes. Asimismo, escoge sábanas de fibras naturales que permitan la evaporación del sudor. Como estructura de cama, el somier de lamas es ideal, ya que permite la transpiración.

Puedes tener alguna planta de interior en el dormitorio. Son buenas purificadoras del aire y ayudan a regular la humedad ambiental.

Otra idea: la aromaterapia puede contribuir a un buen sueño. Conecta un difusor con aceites esenciales relajantes durante media hora antes de ir a dormir. Pon uno de los siguientes aceites o bien una mezcla: lavanda, mandarina, manzanilla romana o hierbaluisa. Estas mismas esencias, previamente diluidas en aceite de almendras, se pueden administrar directamente en la piel y están aconsejadas en caso de insomnio. Puedes darte un breve masaje con ellas antes de ir a la cama. Poner el mismo aroma en momentos de relajación y usarlo también cuando tengas dificultades para ir a dormir, te ayudará a conciliar el sueño. Se denomina anclar un olor.

Contra la tiranía del reloj

Vivimos condicionados por las manecillas del reloj. Y nuestro reloj biológico, que debería marcar nuestras necesidades, queda en un segundo plano. Si en algún momento del día es especialmente importante olvidarse de la hora, es sin duda antes de ir a dormir y, por supuesto, durante todo el periodo que dure nuestro sueño nocturno.

Saca los relojes de tu habitación. Te diría más: quítate el reloj desde la hora de la cena. Desde ese momento toca empezar a desconectar y relajarse, a bajar las luces, a buscar actividades calmadas y a dejar por fin que sea tu reloj biológico el que marque lo que toca hacer. El momento de dormir será aquel en el que notes que tienes sueño, no el momento en que llega una u otra hora. Si te vas a la cama sin sueño porque es una determinada hora, es muy probable que te cueste conciliar el sueño y que la noche empiece a complicarse.

Lo único que tienes que hacer es facilitar que el sueño aparezca, dejarlo fluir sin bloquearlo. No olvides que es una función fisiológica. Eso sí, puedes facilitar que aparezca. Empieza por eliminar las tareas que te estimulen. Limítate a la lectura, paz, tranquilidad, luces cálidas y tenues, o incluso oscuridad, y por último practica conciencia plena, por ejemplo, atención a tu respiración. Esta podría ser una buena secuencia durante la hora previa a meterte en la cama.

Esto es lo contrario a acostarse a una hora determinada porque sabes que deberías dormir ocho horas, mañana tienes que levantarte a una hora determinada hora y por lo tanto te acuestas ya, sin sueño, para conseguirlo. Si haces esto, tienes muchos puntos de fracasar en tu intento de dormir plácidamente.

Lo mismo para el resto de la noche: los relojes fuera del dormitorio, ni mirarlos. Algunos pacientes insomnes llegan a tener auténticas maquinarias de tortura nocturna: relojes luminosos que con solo apretar un botón proyectan las malditas 3:14 horas en el techo del dormitorio. Despertarse a menudo a la misma hora en mitad de la noche es muy común, por eso me lo preguntan muchísimo en la consulta. ¿Por qué siempre la misma dichosa hora? ¿Por qué las 3:14? Pues te digo la verdad: ni lo sé, ni me importa demasiado. Las causas pueden ser muchas: el final de un ciclo del sueño, el camión de la basura o el despertador de tu vecino, pero ninguna de ellas es importante para que puedas volver a conciliar el sueño. Si controlas la hora en cada uno de los despertares que tengas en mitad de la noche, tu cerebro se activará y seguramente empezarás a pensar en cosas de ayer o cosas que tienes que hacer el día siguiente.

No necesariamente tienen que ser preocupaciones: simples pensamientos banales pueden invadir tu cabeza.

Mi consejo es no mirar la hora cada vez que te despiertes. Puede ser que al principio, si tienes el hábito de controlar el reloj, te sientas un poco raro, incluso puede ser que te pongas más nervioso. Tiene una explicación: estás cambiando un hábito. Hasta que adquieras el nuevo hábito de no controlar la hora, puede ser que durante algunas noches (no muchas) te sientas raro o que incluso sientas la necesidad imperiosa de ir en busca de un reloj. No lo hagas. En cuanto hayas creado el hábito, ni te acordarás del maldito fogonazo de luz proyectado en el techo que te torturó durante tantas noches interminables.

El objetivo no es solo conseguir que no mires la hora, sino que vayas mucho más allá, que no pienses en qué hora será, que te dé absolutamente igual qué momento de la noche es. Tu único objetivo es volver a dormirte y para eso no necesitas saber qué hora es: lo que necesitas es relajarte y olvidarte de todo.

Puede ser que pienses que, según la hora que sea, en realidad, no vale la pena hacer el «esfuerzo» de volver a dormirte. Ahí hay un error conceptual: dormirse no debería ser un esfuerzo, sino un placer. Deberías querer dormirte aunque solo te quedasen treinta minutos de sueño. Media hora de sueño es mucho y te aporta grandes beneficios. A lo largo de una semana son tres horas y medio de sueño, en un mes son más de quince horas, y en un año son casi doscientas horas más que habrás dormido. Doscientas horas que brindarán a tu cuerpo enormes beneficios. ¿Por qué desaprovecharlas?

Por cierto, mucho cuidado, porque en ocasiones no eres tú quién mira el reloj, sino que son ellos los que te miran a ti. Ese reloj del pasillo, el del microondas en la cocina o el del cuarto de baño. Menos mal que cada vez hay menos relojes de cuco de los que cada hora te anuncian que han pasado sesenta minutos más.

Y ¿qué piensas de los relojes de los campanarios de las iglesias o de los que tiene algún ayuntamiento? Nunca he podido entender cómo es posible que sigan existiendo lugares donde el reloj del campanario anuncia alegremente las 4 de la madrugada. Es un contrasentido: información ruidosa a la hora a la que la mayoría de la población está durmiendo. Ya va siendo hora de silenciar esos relojes en horas de descanso. A lo largo de mi carrera he visitado varios pacientes cuyo insomnio se agravaba por ese motivo. ¡Que alguien haga algo!

Ya que hablamos de relojes y alarmas, si eres de esos que se ponen el despertador sesenta minutos antes para que vaya sonando cada diez minutos y así poder finalmente levantarte, debes saber que estás fraccionando tu sueño. Y lo que es peor, estás fraccionando tu sueño REM, tu psicólogo nocturno. Deja de hacerlo. Si necesitas tantas alarmas para poder levantarte, seguramente sea porque vas corto de sueño. Deberías empezar a organizar tu día de una forma que te permita poder dedicarle a tu sueño el tiempo que merece.

¡A cenar!

Los horarios de la alimentación también son muy importantes para la calidad de tu sueño. Las horas de las comidas ayudan a tus relojes biológicos a sincronizarse, a saber qué es lo que toca hacer y a estar preparados para ello.

La hora de la cena es determinante. Esta debería ser al menos tres horas antes de tu hora de dormir, cosa bastante poco frecuente y difícil de llevar a cabo en nuestra sociedad, con horarios tremendamente tardíos. Pocos países en el mundo, si es que hay alguno, cenan tan tarde como el nuestro. Esto limita mucho las opciones: te ves obligado a acostarte tarde, para que pase un tiempo saludable desde que cenas hasta que inicias el sueño, o te acuestas con el estómago lleno, con la digestión por hacer. Si es así, tienes muchas probabilidades de que tu sueño sea más superficial, fragmentado, con despertares y muchas veces con pesadillas frecuentes. Todo esto es consecuencia de no haber separado lo suficiente la cena y el sueño.

Además del tiempo que pasa desde que cenas hasta que te acuestas, es muy importante que la cena sea ligera. Evita alimentos difíciles de digerir y excitantes.

Las aminas, malas compañeras de cama

En el capítulo siguiente te hablaré de los alimentos que facilitan el sueño. Aquí verás los que, por el contrario, pueden perjudicarlo. Se trata de las aminas biógenas, unos compuestos fermentados por bacterias lácteas que se encuentran en determinados alimentos. Hay personas que son sensibles a las aminas, a una o a varias a la vez. En estos casos, ciertos alimentos pueden afectar a su sueño, provocando malestar general, molestias digestivas y cefalea. En la siguiente tabla verás las distintas aminas biógenas y los principales alimentos que las contienen.

Alimentos ricos en aminas biógenas

Amina biógena	Alimentos que la contienen
Serotonina	plátano, avellana, tomate, chocolate
Triptamina	cereales, frutos secos, carne, pescado, lácteos, judías, queso, embutidos
Dopamina	cereales, frutos secos, carne, pescado, lácteos, judías, plátano, aguacate
Histamina	atún, caballa, boquerón, sardina, huevos, quesos añejos, frutos secos, patatas y col fermentadas, anchoa en conserva, embutidos, espinacas, tomate
Feniletilamina	cereales, frutos secos, carne, pescado, lácteos, judías, chocolate, queso, embutidos
Tiramina	queso curado, arenques en vinagre, hígado, embutidos, aguacate, plátano, alubias, col, caviar, chocolate, pepino, berenjena, guisantes, pasas, espinacas, higos, carne de bovino
Putrescina	quesos maduros y vinos
Cadaverina	quesos maduros
Noradrenalina	plátano

La omnipresente cafeína

¿Sabías que la cafeína es el segundo producto más comercializado en el planeta, solo por detrás del petróleo? Es el psicoestimulante más consumido, sin duda en exceso y sin conciencia de ello. En nuestra sociedad, su uso es indiscriminado y sin ningún tipo de supervisión, por lo que se puede comparar con el alcohol.

La cafeína es un antagonista no selectivo de los receptores de adenosina. Esto significa que se une a estos receptores y evita que la señal de cansancio por el acúmulo de adenosina llegue a nuestro cerebro. Es decir, la cafeína nos engaña, porque impide que percibamos cómo se va acumulando el cansancio a lo largo de la vigilia, aunque tal cansancio exista.

La cafeína tiene un efecto rápido, en torno a los treinta minutos, pero el tiempo que está activa en nuestro cuerpo es prolongado. A las seis horas de tomar un café, el 50% de la cafeína sigue activa en nuestro cerebro. A las doce horas, todavía quedará activa un 25% de ella. Es decir, si tomas un café después de comer, sobre las 16 horas, a las 22 horas, momento en el que tendría que reinar la relajación y desconexión, todavía tendrás activa un 50% de la cafeína de ese café en tu cerebro. Esto es todo lo contrario a lo que necesitas. El 25% de la cafeína todavía estará activa a las 3:14 de la mañana, la hora misteriosa: quién sabe, igual ese café de después de comer tiene algo que ver. Del café de las 10 de la mañana, a las 22 horas todavía circula un 25% de su cafeína activamente por tu cerebro, tenlo también en cuenta.

Debes saber, además, que los productos descafeinados no lo son en su totalidad. También pueden tener cierta cantidad de cafeína, aunque sea menos. Un café descafeinado tiene el 20% de cafeína de un café normal.

Por otro lado, no todas las personas eliminamos igual la cafeína. Existen metabolizadores rápidos, que la eliminan más deprisa, por lo que les afecta menos su consumo, pero también existen metabolizadores lentos, cuya eliminación puede ser todavía más lenta de lo que te he explicado. ¿Puedes hacerte una idea de qué tipo eres tú? Si no lo tienes muy claro, te aconsejo eliminar la cafeína de tu dieta durante unos días. ¿No tienes curiosidad por ver qué sucederá?

También existe un grupo reducido de personas a las que el café no las estimula: son los no respondedores a la cafeína. Incluso hay un grupo todavía más reducido a los que la cafeína les produce sedación. Pero para la mayoría de la población, la cafeína permanece activa en el cerebro durante muchas horas. No te aconsejo tomar café más allá de las 12 del mediodía si tienes problemas para dormir y, antes de esa hora, el consumo debería ser mínimo.

A partir de ahora, ten en cuenta todo lo que sabes de la cafeína, no solo para ti, sino también antes de dar bebida con este estimulante a un niño o adolescente o de aceptar que la tome.

La cafeína también está presente en el té, el chocolate negro, las bebidas energéticas y en algunos fármacos adelgazantes y analgésicos. No es la única sustancia que debemos vigilar. Hay otras sustancias estimulantes del sistema nervioso central, metilxantinas, de consumo muy habitual en nuestra cultura: la teofilina (té) y la teobromina (cacao, chocolate).

Productos estimulantes y cantidad de cafeína por ración

Producto	Estimulantes	Cafeína (mg/ración)
Taza de café de filtro	Cafeína	103 mg
Taza de café negro descafeinado	Cafeína	2 mg
Taza de té negro	Cafeína, teofilina	36 mg
Taza de leche con chocolate	Teobromina, cafeína	6 mg
Onza de chocolate (28 g)	Teobromina, cafeína	20 mg
Refresco de cola (330 ml)	Teobromina, cafeína	35 mg
Refresco de guaraná (250 ml)	Cafeína	85 mg

En cuanto a la teína, hay que aclarar que su estructura química es la misma que la cafeína, pero se le da otro nombre para aclarar su origen. Sin embargo, el té verde tiene múltiples beneficios para la salud. Sus polifenoles son un fantástico antioxidante, que ayuda a mantener la salud del sistema nervioso central. Un estudio realizado en Japón relacionó el mayor consumo de té verde con una reducción del 50 % en la incidencia de depresión. También es importante saber que en una taza del mismo tamaño se encuentra el doble de cafeína en el café que en el té.

Por lo que respecta al cacao, tiene un alto contenido en antioxidantes, magnesio y triptófano y nos proporciona sus mayores beneficios cuando su pureza es mayor del 82 %. Pero también contiene teobromina y en menor medida cafeína, sustancias que nos activan y mantienen alerta porque bloquean los receptores de adenosina. Cien gramos de chocolate tienen la misma cantidad de cafeína que un café, por lo que si eres sensible a estos estimulantes evita el chocolate en las horas previas al sueño.

Otros alimentos que se deben evitar para un buen descanso

Además de los estimulantes (cafeína, teína, cacao) y los alimentos con aminas en caso de sensibilidad, se deben evitar los siguientes productos:

- Especias picantes: provocan un aumento de la temperatura corporal, cuando lo que necesita nuestro organismo para dormir bien es todo lo contrario:

un descenso de la temperatura. No son recomendables en la cena, a menos que estés habituado.

- Alimentos ultraprocesados: contienen un alto contenido en harinas refinadas y azúcar.
- Grasas saturadas y fritos: son difíciles de digerir.
- Alimentos enlatados, ahumados y embutidos grasos.

El alcohol

El alcohol es una droga dura, aunque sea legal. Su uso excesivo (y, por supuesto, la dependencia) puede causar graves problemas de salud y sociofamiliares. En lo referente al sueño, el alcohol es un enemigo directo. Muchas personas utilizan el alcohol para solucionar sus problemas de insomnio, para conciliar más fácilmente el sueño. Pero esto es un error.

Por una parte, asociar el alcohol con el sueño puede llevarte a un problema de dependencia y alcoholismo. Si buscas la cantidad de alcohol que se considera excesivo y perjudicial para la salud, seguramente te sorprendas al descubrir que es mucho más baja de lo que creías. Muchas personas empiezan por una copita de vino en momentos difíciles, van aumentando el consumo y, antes de que se den cuenta, están bebiendo una botella de vino cada noche para poder dormir.

El alcohol no es un hipnótico, sino un sedante, por lo que, aunque pueda hacer que te duermas más fácilmente, no hará que duermas mejor, sino todo lo contrario. Como es un depresor del sistema nervioso central, no solo no mejora en absoluto la calidad del sueño, sino que la empeora.

El alcohol provoca un despertar precoz. Así, puede ser que con dos copas de vino te duermas antes, pero seguramente (y con toda probabilidad si tienes problemas del sueño) te despertarás más temprano de lo habitual y te costará volver a dormirte, si es que tienes la fortuna de conciliar el sueño de nuevo.

Además, el alcohol bloquea una fase importantísima para tener un sueño de calidad y reparador, la fase REM. Como ya he comentado, la fase REM actúa como tu psicólogo nocturno: te ayuda a situar tus emociones, a acoplar tus experiencias presentes con las pasadas, a darte un equilibrio emocional. Con el consumo de alcohol, esta función del sueño desaparece. Si a eso le añadimos la posible resaca por un consumo excesivo, el sueño de mala calidad y el malestar al despertar estarán garantizados.

Si tienes problemas del sueño, elimina el alcohol de tu dieta, al menos de la cena, y redúcelo al máximo durante el resto del día. Y aunque duermas bien, no olvides los efectos del alcohol en el sueño: ahora que los conoces, quizá entenderás el porqué de una mala noche y podrás evitar muchas otras en el futuro.

Que no se te olvide...

- Más de la mitad de la población duerme menos horas de las que necesita.
- El primer requisito para dormir correctamente es dedicarle al periodo principal de sueño nocturno el tiempo necesario para que el sueño fisiológico pueda producirse.
- Procura que la hora de levantarte sea regular. Los fines de semana no deberías retrasarla más de una hora con respecto a los días laborables.
- Nuestra vigilia determina cómo será nuestro sueño en la misma medida en que nuestro sueño condiciona nuestra vigilia.
- Si durante el día vas haciendo pequeñas pausas, tu jornada será más equilibrada y llegarás a la noche en mejores condiciones para dormir.
- La multitarea es uno de los grandes problemas del estilo de vida actual.
- Si en algún momento del día es especialmente importante olvidarse de la hora es sin duda antes de irse a dormir.
- Dormirse no debería ser un esfuerzo, sino un placer. Deberías querer dormirte, aunque solo te quedasen treinta minutos de sueño.

- A las personas sensibles a las aminas le afecta a su sueño el consumo de ciertos alimentos, provocando malestar general, molestias digestivas y cefalea.

- La cafeína impide que percibamos cómo se va acumulando el cansancio a lo largo de la vigilia. Para la mayoría de la población, la cafeína permanece activa en el cerebro durante muchas horas.

- El alcohol provoca un despertar precoz.

4
LAS VITAMINAS DEL SUEÑO

Si has leído el capítulo anterior, ya sabes qué medidas de higiene del sueño puedes seguir para conseguir mejorar tu sueño o, al menos, para que este no empeore por no tener unos buenos hábitos a la hora de acostarte. Pues todavía puedes hacer más. Sin necesidad de tomar ningún suplemento o fármaco, puedes mejorar tu sueño si cuidas algunos aspectos de tu día a día. A mí me gusta llamarlos las vitaminas del sueño.

¡Hágase la luz!

Uno de los factores más importantes, y que la mayoría de la población podría mejorar, es el tiempo que está expuesto a la luz natural. ¿Te has fijado que nunca, en la historia de la humanidad, habíamos vivido tan metidos en *cuevas* como en la actualidad? Con esto me refiero a que nos pasamos el día metidos dentro de edificios: nuestras casas y nuestros trabajos. Despachos, oficinas, naves industriales y fábricas, tiendas y todo tipo de locales en los que con mucha suerte tenemos un gran ventanal por donde entra la luz natural, y en otros muchos casos menos afortunados, puede ser que no tengamos ningún contacto con el exterior y que toda la luz que recibamos sea artificial. Disponer de luz artificial en todo momento nos ha llevado a olvidarnos o, al menos, a tener menos en cuenta las horas de luz natural. Y para garantizar la calidad del sueño necesitamos oscuridad durante la noche, pero también necesitamos mucha luz durante el día.

Volvamos a una fecha fundamental en la historia del sueño humano de la que ya te hablé en el primer capítulo. El 22 de octubre de 1879, hace casi ciento cincuenta años, Thomas Edison logró iluminar una bombilla con electricidad, gracias en parte al trabajo de otros muchos investigadores predecesores que ya habían creado distintos tipos de lámparas incandescentes. Pero fue Edison el que consiguió luz eléctrica duradera, barata y fiable. Cuatro años más tarde, en 1883, el teatro Mahen, en Brno (República Checa), fue el primer edificio público en tener luz eléctrica. Desde entonces, nuestro planeta ha vivido una constante y rápida transformación. Hemos iluminado nuestras vidas, tanto el día como la noche, y eso ha supuesto grandes ventajas, pero también una importante dificultad para nuestros ritmos circadianos.

El problema es que nuestro reloj circadiano no está adaptado a esta situación. Nuestros ritmos biológicos se han ido adaptando durante cientos de miles de años de evolución para poder sobrevivir en la alternancia de luz y oscuridad, de noche y día, que se produce cada 24 horas. Desde la invención de la luz eléctrica, esa alternancia de luz y oscuridad se ha visto alterada. Hemos inundado la noche de luz. Podemos pasar 24 horas sin oscuridad, recibiendo en todo momento luz artificial. Esto confunde a nuestro cerebro, que no tiene claro si es de día o de noche, si toca dormir o estar despierto, si toca segregar cortisol o melatonina. La consecuencia es sencilla de entender: nuestros ritmos biológicos se alteran. Y uno de los que más lo hace es el del sueño.

¿Qué sucedía antes de que se inventara la luz eléctrica? Pues que la alternancia natural entre luz y oscuridad regulaba la vida. Para organizar las actividades diarias, desde el trabajo, pasando por la familia y las relaciones sociales, se tenía muy en cuenta cuándo amanecía y cuándo se ponía el sol. La mayoría de los trabajos se realizaban en el exterior o, al menos, necesitaban luz natural para poderse llevar a cabo. A su vez, la jornada laboral tenía que terminar como muy tarde con el ocaso, ya que sin luz era imposible trabajar. El número de horas que la mayoría de la población recibía luz natural era mucho mayor que en la actualidad. Deberíamos aprender de nuestros antepasados y recuperar por lo menos parte de esa exposición a la luz natural.

Dos horas en el exterior

Deberíamos exponernos a luz natural, es decir, estar en el exterior, al menos dos horas al día, preferiblemente durante las primeras horas de la mañana. Una exposición así al sol nos ayuda a poner en marcha nuestro organismo, a que nuestros sistemas se activen para empezar el día. No es suficiente con que nuestra casa o nuestro lugar de trabajo sean muy luminosos, aunque si es así evidentemente será mejor que si son oscuros. Hablo de pasar dos horas en el exterior: en la calle, parque, montaña, playa o donde nos sea posible, pero en el exterior. No necesariamente expuestos al sol de forma directa, sobre todo en los meses del año y las horas del día en las que la radiación ultravioleta es más alta —esto podría ser peligroso para tu piel, sobre todo si eres de piel y ojos claros—. Debemos buscar intensidad de luz natural, pero siempre bien protegidos del sol.

En nuestra Unidad del Sueño en el Centro Médico Teknon en Barcelona llevamos más de seis años estudiando el tiempo de exposición a la luz natural de cientos de nuestros pacientes. ¿Cuántas horas crees que pasan de media al exterior? Piensa una cifra. Piensa también en el tiempo que crees que pasas tú al exterior, recibiendo luz natural. Nuestros estudios muestran que la mayoría de las personas dedican una media de menos de una hora al día, 56 minutos exactamente, a exponerse al exterior: eso es menos de la mitad del mínimo necesario para garantizar una buena salud circadiana. Solo con mejorar esa cifra y pasar a las dos horas de exposición a la luz natural, buscando los momentos más adecuados y posibles para cada uno, ya suele mejorar de forma sustancial la calidad del sueño.

Además de ser básica para dormir bien, la falta de luz natural tiene otras importantes repercusiones para nuestra salud. Puede ser la causa o contribuir a empeorar problemas de salud como el trastorno afectivo emocional, la depresión, la irritabilidad, la falta de energía y el debilitamiento de nuestro sistema inmunológico, que nos hace más débiles antes posibles infecciones. No es casualidad que un porcentaje muy alto de la población presente déficit de vitamina D, relacionada con esta falta de exposición a la luz solar.

Por otro lado, la falta de luz natural influye directamente sobre nuestra productividad. Los trabajadores que reciben más luz natural son más productivos. Un estudio reciente llevado a cabo en España mostró que el 82% de los españoles cree que la luz natural afecta a su estado de ánimo, una cifra de un 10% más que la media de los países encuestados. Ese mismo estudio indica que el 53% de los españoles cree que la luz natural influye en la calidad del sueño y que el 70% afirma que afecta a su productividad. Sin embargo, casi una quinta parte pasa casi todo el día en espacios interiores.

Otro estudio mostró que las personas que no tenían suficiente luz ambiental en sus jornadas laborales dormían cerca de una hora menos, afirmaban realizar menos actividad física y reconocían que sus niveles de productividad se veían afectados por todo ello. En este estudio, los trabajadores de la muestra que se ubicaban en oficinas con ventanas recibieron un 173% más exposición a la luz solar en su horario de trabajo[1]. De esta forma, presentaban una tendencia a ser físicamente más activos, gozar de un sueño de mayor calidad, tener menor somnolencia diurna y alcanzar las puntuaciones más altas en cuanto a calidad de vida.

Todos estos datos deberían tenerse en cuenta a la hora de diseñar oficinas, colegios, hospitales y cualquier tipo de edificio. La luz natural es necesaria, es salud. Existe un déficit de exposición a ella en nuestra sociedad y entre todos debemos colaborar para facilitar que esta situación mejore. Pero mientras esto no ocurre, si pasas menos de dos horas al día al exterior, debes hacer lo que esté dentro de tus posibilidades para mejorar tu exposición a la luz natural. Esta exposición debe ser diaria: no es suficiente con que la media sea de dos horas porque el fin de semana pasas todo el día fuera. Recuerda que la mayoría de nuestros ritmos biológicos son circadianos, es decir, diarios.

Piensa en qué situaciones podrías cambiar para mejorar; aunque seguro que varía mucho dependiendo de la época del año y del lugar en el que vives. Por ejemplo, puedes intentar ir al trabajo, a clase o donde tengas que ir caminando, en bici o en algún otro tipo de transporte que te permita estar más tiempo en el exterior. Puede ser que parte de tu trabajo pueda realizarse en el exterior. Por ejemplo, puedes salir a hacer alguna llamada telefónica. También puedes aprovechar tus diez o quince minutos de descanso para salir. El momento de la comida también puede ser una buena oportunidad para aumentar tu exposición a la luz natural: busca una terraza, parque o lo que las circunstancias te permitan. Valora también la posibilidad de hacer actividad física en el exterior.

Y cuando estés en el interior, procura mejorar la cantidad de luz que recibes. Si está dentro de tus posibilidades, busca los puestos de trabajo más cercanos a las ventanas, donde puedas recibir la mayor cantidad de luz natural posible. Si además puedes mejorar la cantidad y la calidad de luz artificial que recibes, no lo dudes y hazlo. En muy poco tiempo notarás cambios en tu estado de energía: te notarás menos cansado, más lúcido y con mejor humor y tu sueño mejorará. Y habrá otros cambios beneficiosos para tu salud que, aunque no notes, también se estarán produciendo. En todos mis años trabajando como especialista en medicina del sueño, no he encontrado ningún paciente que se haya encontrado peor por aumentar su exposición a la luz natural. Todo lo contrario: la mayoría de los pacientes notan importantes beneficios en poco tiempo.

Además, ten en cuenta que el momento en el que empezamos a recibir luz natural determina a qué hora vamos a tener sueño por la noche. Si recibes luz natural temprano por la mañana, tendrás sueño antes por la noche y te será más fácil conciliar el sueño a la hora deseada. Sin embargo, si no recibes luz natural hasta tarde, tu organismo no recibe la señal de que ha empezado el día y tu hora de inicio del sueño se retrasará.

Luminoterapia: la alternativa a la luz natural

Si no hay manera de conseguir ese mínimo de dos horas diarias de exposición a la luz natural, no está todo perdido. Existe una alternativa a la luz natural: la luminoterapia.

La luminoterapia es el uso de la luz, tanto natural como artificial, con fines terapéuticos. Es un tratamiento muy eficaz en el tratamiento del trastorno afectivo estacional y los distintos trastornos del sueño, como el insomnio y los trastornos del ritmo circadiano. Pero no es necesario que presentes ninguno de estos trastornos para usar la luz artificial como sustitutiva de la luz natural si crees que no puedes pasar el tiempo suficiente en el exterior cada día.

Con las gafas de luminoterapia puedes realizar las actividades diarias mientras recibes un estímulo lumínico cuyas características simulan la exposición a la luz natural. Con ellas puestas, puedes vestirte, desayunar u ocupar tu puesto de trabajo mientras recibes ese estímulo lumínico necesario para tu salud.

Antes de utilizar este recurso, mi recomendación siempre será buscar la luz natural en el exterior, pero, si esto no es posible, las gafas de luminoterapia son una buena alternativa.

Pásate al lado oscuro

Para tener un sueño de calidad, además de exponerte a la luz natural el tiempo mínimo necesario, es imprescindible que haya el suficiente tiempo de fría oscuridad previo al sueño. Y es que las dos señales externas más importantes que le indican a nuestro organismo que se acerca la hora de dormir son la temperatura ambiental y la oscuridad.

Ya hemos hablado de la temperatura cuando te he contado cómo debe ser tu dormitorio para propiciar un sueño de calidad. Ahora te explicaré por qué es importante no pasarse con la calefacción por la noche. El descenso de temperatura que se produce a última hora de la tarde y al inicio de la noche nos avisa de que se acerca la hora de dormir. Esto ha sido así durante centenares de miles de años. Pero esta señal también se ha perdido en los últimos siglos, desde que vivimos en casas con calefacción y temperaturas estables durante todo el día. Este es el motivo por el que es aconsejable refrescar la habitación antes de dormir y mantenerla en torno a los 19 o 20 °C.

La oscuridad es la otra señal imprescindible para recibir el sueño. Con la oscuridad, nuestro marcapasos central activa la glándula pineal para que inicie la liberación de melatonina, cuyo aumento, como sabes, induce la llegada del sueño. Entonces la melatonina se dirige a la circulación sanguínea y, desde allí, a las células y tejidos. Se distribuye por todo nuestro organismo y, cuando se alcanza su concentración máxima, es el momento en el que el reloj de todas las células se pone a cero y vuelve a contar las 24 horas hasta que se inicie el siguiente ciclo. Es así como todas las funciones de nuestro organismo se sincronizan.

Desde la llegada de la luz eléctrica, no solo hemos ido perdiendo nuestro tiempo de exposición diaria a la luz natural, sino que además hemos perdido las horas de oscuridad tan importantes previas al sueño. La importante contaminación lumínica que existe en nuestras ciudades hace que los niveles de melatonina que tenemos disminuyan y se retrase su producción. Pero todavía es más importante la contaminación lumínica que tenemos en nuestras casas. Al menos dos horas antes de dormir deberíamos estar prácticamente a oscuras. Cualquier señal lumínica que recibamos en ese periodo, e incluso antes, va a afectar a nuestra producción de melatonina, retrasando su pico máximo, reduciendo la cantidad liberada y afectando así directamente a nuestra calidad y nuestra cantidad de sueño.

La falta de oscuridad por la presencia de luz artificial confunde a nuestro cerebro, que no se ha adaptado a los rápidos cambios producidos en la iluminación en los dos últimos siglos. A nivel evolutivo, dos siglos son una gota de agua en el océano; nuestra biología no se ha podido adaptar tan rápidamente a estos cambios, y esto afecta de forma directa a nuestra salud y a nuestro sueño.

En la era digital, sobre todo en las dos últimas décadas, esto no ha hecho más que empeorar a pasos agigantados. El uso de aparatos digitales después de cenar, en momentos en los que deberíamos estar en la oscuridad, suprime la liberación de melatonina porque nuestro cerebro cree que es de día. Como ya he comentado, la luz que emiten estos dispositivos es muy estimulante por su alto componente en luz azul, la que más nos estimula de todas las frecuencias de onda.

Por este motivo, sobre todo si tienes problemas del sueño, deberías evitar el uso de dispositivos digitales desde al menos dos horas antes de dormir. Bajarles el brillo y ponerlos en modo noche disminuye el estímulo lumínico, pero sigue existiendo iluminación. Y, además, como te he explicado en el capítulo anterior, estos dispositivos no solo afectan al sueño por la supresión de melatonina, sino que además nos suelen activar debido a las tareas que realizamos con ellos.

Una pregunta frecuente de mis pacientes y que a lo mejor tú también te estás haciendo es: «¿Puedo ver la televisión?». Pues bien, parece ser que la televisión es menos estimulante que los aparatos digitales que utilizamos a una distancia menor de los ojos, como teléfonos móviles y *tablets*. La luz que recibimos es menos directa y de menor intensidad. Eso sí: te aconsejo bajar el brillo, verla en el salón (nunca en el dormitorio) y ver documentales de naturaleza mejor que series violentas o debates políticos que, ya sabes, pueden resultar terriblemente irritantes.

También es importante el tipo de iluminación que tenemos en casa durante la cena y después de cenar. Esta debe ser tenue y de calidad. Tonos anaranjados o incluso rojizos son los más relajantes y menos estimulantes, mientras que las luces menos recomendables son las frías: azules y blancas. Existen bombillas que son completamente regulables desde nuestro móvil. Podemos programar el tipo de luz que emiten en cada hora, tanto en intensidad como en calidez, imitando de esta forma los cambios que la luz solar experimenta a lo largo del día. Este tipo de bombillas es ideal para la iluminación de casa: la inversión vale la pena.

Ya te lo he recomendado en el capítulo anterior: ten cuidado con los cuartos de baño. Normalmente las luces que tenemos en ellos son blancas y de alta intensidad. Muchas personas pasan por el cuarto de baño para realizar su higiene personal justo antes de meterse en la cama. Durante esos minutos reciben un elevado estímulo lumínico que afecta a la segregación de melatonina. Por eso te aconsejo que realices tu higiene personal después de cenar, dejándolo todo preparado para ir a dormir cuando llegue el momento.

Entonces, ¿qué puedes hacer en las horas previas al sueño? Pues todo aquello que te ayude a relajarte y para lo que no necesites prácticamente luz. Te sugiero lectura con luz cálida y de baja intensidad, técnicas de relajación, visualizaciones de situaciones agradables o de lo que ha sucedido durante el día, meditación, charlar tranquilamente con tu pareja y otras muchas cosas que seguro que se te ocurren que te pueden ayudar a relajarte y no sobreestimularte.

Muévete

La vida sedentaria, además de tener otras importantes repercusiones para la salud, hace que durmamos peor. Tus relojes biológicos necesitan el contraste del día y la noche. Si durante el día te mueves poco y pasas la mayoría de las horas de vigilia sentado, el contraste será mínimo y seguramente la calidad de tu sueño disminuya.

Es importante que hagas algo de actividad física cada día. Puesto que nuestros ritmos biológicos son de 24 horas, y no semanales, para tu sueño es mejor que cada día te muevas durante una o dos horas, aunque sea de forma moderada, a que hagas deporte muy intenso solo dos días a la semana.

Los contrastes deben ser diarios, así que la actividad física también. Practícala siempre dentro de tus posibilidades, según tu edad y tu condición física, según tus obligaciones familiares y laborales, pero pon de tu parte y organiza el día para que la actividad física sea una rutina.

Practicar deporte por la mañana es una muy buena forma de decirle a tu organismo que empieza al día. Si es al aire libre, mucho mejor, ya que la luz natural reforzará el mensaje. Si no te es posible, intenta hacerlo al mediodía o por la tarde, temprano. Si un día dejas el entreno para muy tarde, es muy probable que te cueste conciliar el sueño a la hora habitual; eso es porque sigues demasiado despierto, necesitas más tiempo para estar en condiciones para dormir. Muchos pacientes me cuentan, extrañados: «Como he oído que, si te cansas, duermes mejor, he intentado hacer deporte al terminar mis obligaciones, sobre las 20 horas, y ese día todavía me ha costado más dormir. Me metí en la cama y ni mi mente ni mi cuerpo podían descansar». La explicación es sencilla: la actividad física cerca de la hora de dormir, sobre todo si es intensa, nos activa y nos impide conciliar el sueño.

En todo caso, siempre es mejor hacer algo de deporte, aunque sea tarde, que no hacer nada. Esos días en que tengas tu partido o tu entreno bien entrada la tarde, no intentes acostarte a la misma hora de siempre si no tienes sueño, porque ya sabes el bucle de nerviosismo que eso desencadena. Seguramente esa noche dormirás menos de lo habitual; ya intentarás en otra ocasión organizarte mejor para hacer deporte antes.

Comer sano, sí..., pero ¿a qué hora?

La nutrición es otro pilar básico para tener un sueño de calidad y cantidad óptimas. No solo es importante qué comemos, sino a qué hora comemos: la alimentación es el tercer relojero más importante, junto al ciclo de luz-oscuridad y la actividad física, y ayuda a mantener un ritmo circadiano estable.

Existe una estrecha relación entre el sueño y la nutrición a través de los ritmos circadianos. En los humanos, la fase activa de alimentación es el día: en presencia de luz, es cuando se debería producir la ingesta de alimentos. Durante la fase de oscuridad descansamos y se debería producir el ayuno. Un ayuno de doce horas permite a nuestro intestino descansar, recuperarse y disminuir la inflamación existente en tantos casos debida al estrés, la alimentación inadecuada y los cambios en nuestra microbiota. En cambio, la descoordinación de los ritmos normales de ingesta/ayuno, día/noche y sueño/vigilia puede desincronizar los relojes biológicos y también los procesos del metabolismo del organismo, pudiendo facilitar la aparición de sobrepeso, obesidad, resistencia a la insulina y diabetes.

Nuestra sociedad está sufriendo un incremento de la prevalencia del sobrepeso y la obesidad; en nuestro país, los índices son de un 38 y un 14 % respectivamente, es decir, uno de cada tres adultos sufre sobrepeso. En Estados Unidos, la tasa de obesidad ha alcanzado el 42 %: prácticamente la mitad de la población tiene un índice de masa corporal mayor de 30, habiéndose producido un incremento del 14 % desde 2008. Sin duda es una verdadera pandemia y un importante problema de salud pública. Pues bien, sabemos que la presencia de obesidad es mayor del 50% en las personas que duermen menos de seis horas. El incremento del riesgo de padecer obesidad se asocia con saltarse el desayuno y cenar a altas horas de la noche. Esto no quiere decir que tengas que desayunar nada más despertarte. Para mí, la combinación perfecta sería actividad física al aire libre al levantarte y desayunar después. Si la actividad física es intensa, es probable que necesites comer algo antes de realizarla. Un plátano o frutos secos sería una buena opción. Una vez más, escucha a tu cuerpo; según tu cronotipo, la hora ideal de tu primera ingesta puede variar.

Como ya he dicho, deberíamos cenar al menos tres horas antes de irnos a dormir. Los alimentos que consumimos por la noche, en las horas previas al sueño (o, peor aún, en las horas en las que deberíamos estar durmiendo), se asocian con un peso corporal más elevado. Las personas con mayor sobrepeso y obesidad, comparadas con las que tienen un peso normal, consumen la mayoría de las calorías de su dieta en el periodo de oscuridad, en las horas en las que la melatonina ha empezado a actuar.

Estudios realizados en ratones, que son animales nocturnos, muestran resultados similares. Cuando comen durante el día, momento en el que deberían estar durmiendo, aumentan más de peso que cuando comen durante la fase de oscuridad, aunque ingieran exactamente los mismos alimentos, realicen la misma actividad física y no haya modificaciones en otros patrones que pudiesen influir. Todo ello demuestra que la hora a la que se comen los alimentos influye directamente en su metabolismo y en el aumento del peso corporal.

Por tanto, es muy importante que tengas en cuenta la hora a la que comes y que lleves horarios regulares de las comidas. Para ayudar a nuestros relojes internos a seguir los ritmos circadianos biológicos y tener una vida saludable, no te saltes el desayuno, seguramente la comida más importante del día. No necesariamente tienes que desayunar nada más levantarte, ya que puede ser que no tengas hambre en ese momento; pueden pasar una o dos horas, si lo necesitas. A su vez, reduce la cantidad de alimentos que ingieres por la tarde e intenta hacer una cena ligera antes de las 21 horas. Si tus horarios y ritmos son matutinos, deberías cenar todavía más temprano. Es una cuestión de cambio de hábitos: una vez que te acostumbres a cenar poco y pronto podrás observar los beneficios de este hábito y seguro que mantendrás estas saludables rutinas. Es probable que tengas que organizar tu vida y tus horarios de otra manera, pero sin duda el esfuerzo valdrá mucho la pena.

Alimentos que facilitan el sueño

En las páginas anteriores he mencionado varias veces que la serotonina, la melatonina y el triptófano son favorecedores del sueño. La serotonina es un neurotransmisor que liberan ciertas neuronas y está asociado al control del sueño, del estado anímico y del apetito. Su liberación depende de la disponibilidad de su precursor, necesario para su formación, el triptófano, así como de sus cofactores, la vitamina B6 y el magnesio. El triptófano es un aminoácido esencial, es decir, nuestro cuerpo no lo puede fabricar, solo lo podemos obtener de los alimentos. Por su parte, a estas alturas de la lectura ya sabes que la melatonina es la neurohormona del sueño. Solo añado aquí que parte de la serotonina se transforma en melatonina, ayudando a que los niveles de melatonina sean los necesarios.

Veamos ahora los alimentos ricos en serotonina, melatonina y triptófano que puedes consumir al final del día:

- **Frutos secos:** las nueces y las almendras son fuente de triptófano. Las nueces y pistachos son, además, ricos en melatonina, así como en magnesio y omega 3. Introducirlos en tu almuerzo, por ejemplo, en las ensaladas, o comer un puñadito después de cenar puede mejorar tu sueño de forma significativa.
- **Cereales:** algunos cereales, como la avena, el arroz y el maíz, son fuentes naturales de melatonina. Los cereales integrales, además, como el arroz integral, el arroz rojo, la cebada, la quinoa, la espelta, el centeno y el trigo sarraceno, contienen una buena cantidad de magnesio (mineral relajante) y triptófano. Dicho esto, siempre es mejor optar por cereales integrales que por los refinados, puesto que mantienen niveles más constantes de glucosa en sangre y evitan picos que pueden alterar nuestro sueño al provocar excitación.
- **Pescado azul:** el atún, el salmón, la caballa, la sardina y el boquerón son fuente de proteínas y presentan un elevado contenido de ácidos grasos omega 3 y vitamina D. La combinación de ambos nutrientes puede ayudarte a dormir mejor, ya que parecen tener un papel importante en la regulación de la concentración de serotonina.

- **Carnes de aves:** el pavo y el pollo son ricos en triptófano.
- **Huevos:** son los que más melatonina aportan de todos los alimentos proteicos. Procura que sean ecológicos.
- **Miel:** su glucosa provoca que el cerebro disminuya la cantidad de orexina, sustancia relacionada con la vigilia, facilitando el sueño. También es rica en triptófano.
- **Chocolate negro:** cuanto más puro, mejor. Es un relajante natural que estimula la producción de serotonina. Sin embargo, conviene probar su efecto, ya que tiene un resultado dual dependiendo de la persona: puede ayudar a dormir o empeorar el sueño.
- **Lácteos:** son ricos en triptófano, y por lo tanto aconsejables para el sueño siempre que no seamos intolerantes a la lactosa. También son ricos en calcio, que es fundamental para la conversión del triptófano en serotonina. Son más aconsejables los fermentados (yogur, kéfir...), ya que contienen GABA, el neurotransmisor relajante por excelencia.
- **Legumbres y semillas germinadas:** los germinados de soja o de lentejas contienen una elevada concentración en melatonina.
- **Frutas:** las cerezas son la fruta con mayor contenido en melatonina y triptófano, especialmente las más ácidas. Además, contienen antocianinas, que evitan la degradación del triptófano. Los plátanos son ricos en triptófano, melatonina, magnesio y vitaminas B6 y C y tienen altas cantidades de potasio. El kiwi, además de ser una excelente fuente de

vitamina C, tiene un alto contenido en vitamina B9 y serotonina. La piña también es una fruta recomendable antes de ir a la cama, por sus vitaminas, minerales, fibra y los compuestos activos asociados a la serotonina. Los arándanos y fresas son ricos en melatonina y antioxidantes.

- **Las proteínas** merecen una mención especial. Están formadas por aminoácidos, algunos de los cuales son esenciales, pero nuestro cuerpo no los sintetiza, por lo que es necesario ingerirlos en la dieta. Un ejemplo de estos aminoácidos es el triptófano. La falta de proteínas afectará a nuestro descanso, pero se da la paradoja de que su consumo excesivo también puede ser perjudicial, ya que eso produce un exceso de aminoácidos compitiendo entre ellos para cruzar la barrera hematoencefálica y pasar al cerebro, por lo que la cantidad de triptófano disponible podría llegar a ser menor. Por este motivo es aconsejable consumir las proteínas junto a cereales integrales; de esta forma se produce un aumento de glucosa e insulina en sangre, lo que reduce la cantidad de aminoácidos, excepto el triptófano, permitiendo así mayores concentraciones de este en el cerebro.

Para saber más respecto a la alimentación, concretamente sobre los alimentos que pueden interferir en el sueño, revisa, en el capítulo anterior, todos aquellos que debes evitar para facilitar un buen descanso. Ten en cuenta que hay algunos que te afectarán solo si eres sensible a ciertas aminas biógenas.

Decálogo para comer bien y dormir mejor

1. Procura que en tu dieta predominen los alimentos de origen vegetal y que todos estos grupos estén representados: frutas, verduras, legumbres, frutos secos, semillas y cereales integrales. Sus nutrientes son imprescindibles y la fibra facilita un sueño más reparador.
2. Toma unas cinco raciones de frutas y verduras cada día (tres de fruta y dos de verdura), frescas y de temporada.
3. Toma frutos secos y semillas a diario en raciones pequeñas (30 gramos y 10 gramos, respectivamente), y si tomas cereales (pan, arroz, pasta), procura que sean integrales.
4. Reparte bien el consumo de alimentos proteicos semanalmente, de manera que cada día tomes alguno de ellos: legumbres, carne blanca, pescado (blanco y azul) y huevos.
5. Si tomas lácteos, que predomine el yogur (puedes tomar hasta dos al día). Deja el queso para algún día puntual a la semana y otros productos para el consumo ocasional.
6. En tus cenas, toma siempre algo de proteína, ya sea huevo, pescado, carne blanca o uno o dos yogures. Esto ayudará a tu cuerpo a generar melatonina para que duermas mejor.
7. Cocina y aliña siempre con la grasa más saludable: aceite de oliva virgen extra.
8. Evita al máximo los azúcares añadidos, alimentos procesados, carnes rojas, embutidos (fuet, chori-

zo, salchichón, mortadela, etc.), dulces y bollería. Solo aportan un exceso de calorías sin un contenido nutricional interesante y, en el caso de los dulces, además, pueden boicotear tu energía durante el día.

9) Prepara o escoge las comidas o recetas más saludables y que te resulten apetecibles. Dedica un tiempo a cada comida: para, desconecta, come despacio y conscientemente, relájate y disfruta. Solo disfrutando de lo saludable lograrás mantener buenos hábitos para siempre.

10) Hidrátate bien y siempre con agua, agua con gas o agua aromatizada casera (por ejemplo, con lima, limón, jengibre, anís estrellado...). El resto de las bebidas déjalas para ocasiones especiales y, sobre todo, procura evitar el alcohol y la cafeína por la noche.

Que no se te olvide...

- Para garantizar la calidad del sueño necesitamos oscuridad durante la noche, pero también necesitamos mucha luz durante el día.

- Las dos señales externas más importantes que le indican a nuestro organismo que se acerca la hora de dormir son la temperatura ambiental y la oscuridad.

- El uso de aparatos digitales después de cenar, en momentos en los que deberíamos estar a oscuras, suprime la liberación de melatonina porque nuestro cerebro cree que es de día.

- Puesto que nuestros ritmos biológicos son de 24 horas, y no semanales, para tu sueño es mejor que cada día te muevas durante una o dos horas, aunque sea de forma moderada, a que hagas deporte muy intenso solo dos días a la semana.

- Un ayuno de doce horas permite a nuestro intestino descansar, recuperarse y disminuir la inflamación existente en tantos casos debida al estrés, la alimentación inadecuada y los cambios en nuestra microbiota.

- La presencia de obesidad es mayor del 50 % en las personas que duermen menos de seis horas.

2

LOS TRASTORNOS DEL SUEÑO

5
EL INSOMNIO

Mi consulta es mi segunda casa. Por eso cuando estoy allí tengo la costumbre de salir a recibir a mis queridos pacientes a la sala de espera. Muchas veces, ese breve encuentro me da una valiosa información no verbal, muy útil para el desarrollo posterior de la entrevista. Después de tantos años, cualquier gesto, actitud corporal o expresión puede indicarme qué tipo de paciente tengo enfrente y, sobre todo, me avanza cuál puede ser la mejor estrategia para poder ayudarle.

Ya sentados en la consulta, tras los saludos y presentaciones, les pregunto qué puedo hacer por ellos. Entonces consultan un problema de ronquido y posibles apneas, un caso de sonambulismo, una situación de insomnio infantil en casa, una sensación extraña en las piernas que les dificulta estar quietos y conciliar el sueño, pesadillas, despertares con desorientación o comportamientos extraños mientras duermen, somnolencia diurna, un problema del sueño desencadenado por turnos laborales o cualquier otro motivo que afecte a su sueño. En ocasiones no saben muy bien por qué han acudido a mí. Se lo ha aconsejado un amigo o familiar o los ha derivado algún otro especialista.

Pero existe un amplio grupo de pacientes que dan por hecho el motivo de consulta, como si el único trastorno del sueño que existiera fuese el que ellos presentan. Para ellos es evidente: si están en una clínica de medicina del sueño, es porque tienen insomnio. No pasa por sus cabezas ninguna otra posibilidad. No se han planteado que existen muchos más trastornos del sueño. Cuando conoces bien el insomnio, la alteración del sueño más prevalente de todas, entiendes a la perfección la postura de estos pacientes. Y no solo la entiendes, sino que, además, comprendes que su trastorno ha pasado a ser una parte muy importante de sus vidas.

Es lógico y comprensible. Un paciente con insomnio lo pasa mal. Muy mal en unas ocasiones y extremadamente mal en otras. Puede llegar a perder las ganas de vivir debido a la acumulación de noches sin dormir. Porque el insomnio tiene una doble repercusión en la persona que lo sufre. Por una parte, noches interminables, en las que las horas no pasan y la desesperación va creciendo. Por otra, importantes consecuencias diurnas: somnolencia, irritabilidad, problemas de concentración y de rendimiento laboral, bajo ánimo, entre otras. El insomnio causa una importante disminución de la calidad de vida, e interfiere en gran medida en la vida laboral, social y familiar. Se convierte en el centro de la vida del paciente.

¿Qué es el insomnio?

En el insomnio, el síntoma principal es la insatisfacción con la cantidad o la calidad del sueño, acompañado de uno o varios de los siguientes tres puntos:

- Dificultades para iniciar el sueño.
- Dificultades para mantener el sueño, caracterizado por despertares frecuentes o problemas para volver a conciliar el sueño tras un despertar.

- Despertar precoz, por la mañana, antes de la hora deseada, sin poder volver a conciliar el sueño.

Para considerarse insomnio, las dificultades del sueño deben presentarse al menos durante tres noches por semana. Además, debe causar malestar clínicamente significativo, con deterioro social, laboral, académico o en cualquier otra área del funcionamiento cotidiano.

Cuando el problema se sostiene durante más de tres meses, hablamos de trastorno de insomnio crónico. Si la duración es menor, se trata de un insomnio transitorio. La Academia Americana de Medicina del Sueño define el insomnio crónico como «una dificultad persistente en la iniciación, duración, mantenimiento o calidad del sueño, que sucede a pesar de una adecuada oportunidad y circunstancias para dormir y que conlleva algún tipo de alteración en el funcionamiento diurno».

Fíjate que en el insomnio existe un alto componente subjetivo, que marca el grado de insatisfacción con la cantidad o la calidad del sueño. Te he hablado de ello en la introducción del libro, donde encontrarás el cuestionario SATED que te ayudará a valorar la calidad de tu descanso.

Dormidores cortos, dormidores largos

Si una persona duerme menos horas de lo que correspondería para su edad, pero esto no tiene ninguna repercusión en su funcionamiento durante el día ni en su salud en general, seguramente no presentará un problema de insomnio, sino que es más probable que sea un *dormidor corto*, es decir, que necesite menos horas de sueño que el resto de las personas de su edad. Mucho ojo con este concepto: es muy fácil subirse al carro y creer que eres un dormidor corto y que con cinco o seis horas de sueño funcionas de maravilla, pero esto solo le sucede a aproximadamente un 5% de la población. Mucha otra gente se sube al carro por la falsa creencia histórica de que dormir es perder el tiempo o porque su día suele estar sobrecargado. Nos faltan horas y lo más fácil es quitárselas al sueño.

La forma de diferenciar un dormidor corto real de uno falso es muy sencilla. Pregúntate: ¿necesitas una alarma para despertarte o lo haces de forma natural? Si sucede lo primero no eres un dormidor corto, simplemente vas corto de sueño, algo muy diferente a necesitar pocas horas de sueño.

También puede suceder lo contrario, es decir, que seas una persona que necesite dormir más horas que la media. Entonces eres un *dormidor largo*. Estas personas, en la edad adulta, necesitan dormir entre nueve y diez horas para encontrarse bien y no presentan por ello ningún trastorno del sueño ni ninguna alteración en la calidad, cantidad o continuidad de su sueño; simplemente necesitan dormir más horas. A veces esto puede ser un problema por el estilo de vida acelerado de nuestra sociedad, en la que siempre nos falta tiempo para *hacer* y muchísimo más tiempo para *no hacer*; de hecho, muchas personas no saben qué es eso de no hacer. De todos modos, en el caso de los dormidores largos, en muchos casos es aconsejable consultar con un especialista para descartar la presencia de un trastorno que, quizá sin darse cuenta, afecte a su calidad de sueño.

El insomnio como síntoma

En ocasiones, el insomnio no es una entidad en sí misma, sino que está asociada a alguna enfermedad o al consumo de ciertas sustancias.

Enfermedades relacionadas con insomnio

Cardiovasculares	coronariopatías, arritmias, insuficiencia cardíaca
Respiratorias	EPOC, asma, fibrosis quística
Neurológicas	migrañas, demencia, enfermedad de Parkinson, tumores del sistema nervioso central, epilepsia
Gastrointestinales	reflujo gastroesofágico, ulcus, colon irritable
Urológicas	prostatismo
Endocrinas	hipertiroidismo, enfermedad de Cushing, enfermedad de Addison, diabetes
Reumatológicas	artrosis, artritis, fibromialgia
Dermatológicas	psoriasis y otras patologías que cursen con prurito
Cáncer	dolor
Perimenopausia	
Trastornos mentales	
Trastornos de ansiedad	insomnio de conciliación
Trastornos depresivos	fragmentación del sueño y despertar precoz
Trastorno bipolar	
Trastorno obsesivo-compulsivo	insomnio de conciliación y mantenimiento
Esquizofrenia	

Trastornos por estrés postraumático	fragmentación del sueño y pesadillas
Abuso y/o dependencia de sustancias	alcohol y otras drogas de abuso especialmente estimulantes

Adaptado de *Guía Práctica para el Manejo de Pacientes con Insomnio en Atención Primaria*, Ministerio de Ciencia e Información, 2009.

Fármacos y sustancias cuyo consumo está relacionado con el insomnio

- Alcohol, tabaco, cafeína, té
- Estimulantes del sistema nervioso central (anfetaminas, metilfenidato)
- Antihipertensivos y diuréticos
- Citostáticos y opioides
- Hormonas tiroideas
- Corticoides
- Fenilefrina, pseudoefedrina
- Broncodilatadores (teofilina)
- Antidepresivos (IMAO, ISRS, ISRSN, bupropion)
- Algunos hipnóticos de vida media, ultracorta o corta
- Supresión de algunos hipnóticos

Un trastorno de noche... y de día

Por muchos motivos, el insomnio es uno de los trastornos del sueño más complejos. Para empezar, como he apuntado antes, no es un trastorno exclusivamente del sueño, sino que lo es del sueño y la vigilia; es un trastorno que afecta a las 24 horas del día.

La afectación nocturna es evidente: vueltas y más vueltas en la cama, horas que parecen no pasar nunca, despertares frecuentes a medianoche y de madrugada, la desesperación y el desasosiego se apoderan del insomne, pensamientos reiterativos o incluso obsesivos que parece imposible sacar de la mente, visión pesimista y en ocasiones catastrofista de la realidad, magnificar de los problemas o, como algún paciente resume a la perfección, «horas y horas de comer techo» son algunos de las relatos más habituales.

En cuanto a la afectación diurna, los insomnes refieren cansancio físico y mental, irritabilidad, problemas de concentración, atención y memoria, con una clara repercusión social, familiar, laboral y académica, falta de creatividad y de empatía, así como tendencia a la impulsividad y al consumo de sustancias estimulantes y tóxicas. Estas repercusiones diurnas son consecuencia de una mala noche, de la falta de horas de sueño o de un sueño superficial o fraccionado. La noche es la fábrica de nuestro día y, según durmamos, así nos encontraremos por el día.

Pero lo que más cuesta entender es que la relación entre el día y la noche es recíproca. Nuestro día repercutirá directamente sobre nuestra noche y nuestro sueño. Entender esta relación es el primer paso para empezar a mejorar nuestro sueño. Para tener un sueño de calidad, continuidad y profundidad adecuadas, es necesario que nuestro día sea equilibrado. Que existan en él momentos de pausa y de calma y donde los hábitos y vitaminas del sueño de los que ya te he hablado en los capítulos 2 y 3 estén adecuadamente presentes.

La genética y la edad

Esta relación entre el día y la noche varía con la edad y según la persona. Seguro que conoces a familiares o amigos con vidas desordenadas o incluso caóticas, con malos hábitos del sueño y horarios irregulares, que además toman varios cafés al día o que consumen alcohol con frecuencia, y aun así duermen bien. Son afortunados, personas que tienen genéticamente una mayor facilidad para tener un buen sueño. Pero la suerte no es eterna y, aun teniendo una mejor genética para dormir, tarde o temprano los malos hábitos pueden acabar desencadenando en ellos un trastorno de insomnio.

También puede ser que, sin haber cambiado tus hábitos ni tu estilo de vida, antes durmieses bien y con la edad hayas empezado a tener un peor sueño. Como pasa con la mayoría de los aspectos de nuestra salud, seguramente con todos, el sueño va empeorando a medida que envejecemos: se hace más superficial, son más frecuentes los despertares y se reduce el tiempo total que dormimos. Disminuye por lo tanto la resistencia del sueño a las agresiones externas, a los malos hábitos, a la sobrecarga laboral, al exceso de actividades y normalmente también suele haber más preocupaciones. Con la edad también aumenta la presencia de muchas enfermedades que provocan insomnio, sobre todo aquellas que provocan dolor.

El pasado pasa factura

En ocasiones el insomnio no se relaciona directamente con lo que estamos viviendo en el presente. Muchas personas viven situaciones estresantes en algún momento de su vida, que incluso pueden durar largos periodos, o sufrieron eventos traumáticos en el pasado. Esos eventos provocan una respuesta cerebral que puede durar años. Ciertas zonas cerebrales quedan hiperestimuladas, creando así un estado de hiperalerta. Desde entonces, estas personas son más sensibles a los estímulos externos. Situaciones que en otras personas no causan prácticamente ninguna reacción y mucho menos alteran su sueño, en ellas, debido a ese estado de hiperalerta, ocasionan una reactividad excesiva que les puede generar tanto síntomas de ansiedad como problemas de insomnio.

Por todo ello, realizar la historia clínica de un paciente que consulta por insomnio es algo complejo y delicado que requiere el tiempo que en cada caso sea necesario, sin prisas. Debe partir de una conversación sincera e íntima, en la que el paciente, además de sus antecedentes médicos, pueda explicar distintos aspectos relacionados con su presente y su pasado, su estilo de vida, sus relaciones personales, sociales y laborales, hábitos y rutinas, horarios laborales, familiares, de ocio, de alimentación y sueño, así como consumo de fármacos, alcohol, estimulantes y otras sustancias. Todo esto se escribe pronto, pero son aspectos muy delicados de la vida de una persona; saber abordarlos para obtener la máxima información, haciendo que el paciente se sienta cómodo, no siempre es fácil. Además, hay que ayudar al paciente a ir relacionando cómo esos distintos aspectos de su día a día o esos eventos traumáticos del pasado que han quedado enquistados pueden estar influyendo en sueño. Es una tarea compleja que, además de mucho tiempo, requiere experiencia y habilidades especiales.

Dormir mal: un verdadero problema social

Muchas personas creen que dormir bien es un derecho, que no han hecho nada mal y merecen dormir bien. Por desgracia, esto no es así. Incluso teniendo buenos hábitos y una vida ordenada y equilibrada podemos sufrir insomnio. Pero si nuestros hábitos no son los correctos, nuestra gestión emocional no está lo suficientemente trabajada o simplemente la vida nos lleva a situaciones que nos desbordan a pesar de nuestro buen hacer, nuestro sueño tiene muchas probabilidades de verse afectado.

De hecho, el insomnio es el trastorno del sueño más frecuente. Según un reciente estudio realizados por el Grupo de Insomnio de la Sociedad Española del Sueño, en nuestro país, en 2019, el 43% de la población había presentado síntomas nocturnos de insomnio en alguna ocasión, mientras que un 30% había presentado síntomas nocturnos y afectación diurna. Si nos ceñimos a los criterios diagnósticos del trastorno de insomnio crónico, es decir, que la afectación nocturna con repercusiones diurnas suceda al menos tres veces por semana durante un periodo de al menos tres meses, en torno al 14% de la población española cumple los criterios. Esto son más de cinco millones de personas. Es, por tanto, un verdadero y urgente problema de salud pública por resolver, al que deberían dedicarse grandes recursos sanitarios y económicos. Hablamos de la salud y calidad de vida de muchas personas. También hablamos de rendimiento laboral, de accidentes de tráfico, accidentes laborales y pérdida de vidas humanas.

Cualquier inversión que se realice para mejorar el sueño de la población, no solo ayudará a las personas afectadas, sino que ayudará a mejorar la sociedad en general. Será una inversión muy rentable, porque el coste del insomnio no tratado es muchísimo más elevado que el que implicaría dedicar los recursos necesarios para afrontar esta pandemia de trastornos del sueño.

Por otro lado, en tan solo veinte años, la prevalencia del insomnio se ha doblado en nuestro país, tendencia que coincide con la del resto de los países industrializados. Y la tendencia para los próximos años parece ir a peor. Durante la pandemia mundial causada por la covid-19, las alteraciones del sueño de la población se dispararon y el consumo de fármacos para tratarlas también aumentó de forma alarmante. Hasta el 70% de la población reconoce haber tenido problemas de sueño en algún momento de la pandemia. La cifra de consumo de fármacos para dormir, cuya tendencia había disminuido discretamente durante los últimos años, se ha vuelto a disparar.

Criterios para el diagnóstico

Como siempre sucede en medicina, para decidir el mejor tratamiento en cualquier enfermedad, primero necesitamos llegar a un diagnóstico; solo así podremos decidir la actitud terapéutica a seguir. Para ello es necesario tiempo, mucho más del que por desgracia tienen nuestros valerosos y admirables compañeros médicos de atención primaria. En los cinco o diez minutos de los que disponen para atender a sus pacientes es absolutamente imposible realizar un diagnóstico correcto de un trastorno de insomnio. Esto lleva, en muchas ocasiones, a un uso excesivo de los tratamientos farmacológicos, que se prescriben como intento de llegar a una solución rápida del problema. Como suele pasar en tantos aspectos de la vida, el camino más corto no siempre es el mejor.

La primera herramienta que se utiliza para el diagnóstico ante un posible trastorno del sueño es elaborar una historia del sueño complementada con la historia médica.

Historia del sueño: información necesaria para el diagnóstico del insomnio

- Momento de la noche en que aparece
- Repercusiones diurnas
- Duración
- Frecuencia
- Historia previa del sueño
- Aparición de otros acontecimientos durante el sueño: comorbilidad con otros trastornos del sueño
- Factores que agravan o mejoran la sintomatología
- Factores ambientales
- Higiene del sueño
- Tipo de despertar
- Tratamientos previos

Se pueden utilizar, además, estas otras herramientas:

- **Agenda del sueño:** permite llevar un control exhaustivo de los horarios del paciente. De esta forma, tanto el médico como el paciente pueden ser más conscientes de los horarios de acostarse, levantarse y su regularidad, además de la duración y la continuidad del sueño. La recogida de datos debe realizarse de forma aproximada, sin buscar una precisión absoluta sobre las horas, simplemente es una forma de obtener algo más de información, sobre todo, sobre la regularidad de horarios de acostarse y de levantarse, así como la posición en la que se encuentra el paciente.

Esta herramienta puede ser útil, pero hay que manejarla con cuidado, ya que en algunos pacientes su uso puede ser contraproducente al hacerles pensar demasiado en el sueño y estar pendientes en exceso del reloj, todo lo contrario de lo que necesitamos para evitar entrar en bucle con el insomnio. Por lo tanto, no aconsejo su uso en aquellos pacientes que estén ya algo obsesionados con las horas que duermen, las horas en las que suceden sus despertares y sus repercusiones diurnas.

- **Estudio cronobiológico:** es una prueba diagnóstica que aporta una enorme información tanto del sueño como de la vigilia del paciente. Además, es muy sencilla de realizar, nada invasiva. Consiste en registrar datos de la actividad física del paciente, la cantidad de luz que recibe tanto natural como artificial y su temperatura corporal. Esto permite conocer datos imprescindibles, como el centro del sueño (es decir, el momento de mayor profundidad del sueño). Se realiza durante toda una semana, mediante el uso de un dispositivo, una especie de reloj de pulsera, que se lleva cómodamente las 24 horas del día.

Con los datos del estudio cronobiológico podemos verificar que los hábitos de vida y de sueño del paciente se ajustan a lo que él percibe y piensa, o si ambas cosas difieren enormemente. Es curioso lo distinto que, en ocasiones, es lo que creemos que hacemos y lo que hacemos en realidad.

- **Estudio polisomnográfico del sueño:** más conocido como estudio del sueño, consiste en registrar el sueño del paciente durante una sola noche mediante la colocación de sensores que nos permiten obtener señales biológicas como la actividad cerebral, muscular y respiratoria, movimientos oculares y de las extremidades. Estas señales nos permitirán conocer con detalle las fases del sueño y otros parámetros de interés para el diagnóstico de distintas patologías del sueño. De esta manera, sabremos cuánto y cómo duerme el paciente esa noche.

No es aconsejable realizar la polisomnografía con ingreso en el hospital, ya que al tratarse de personas que ya tienen dificultades para dormir, si además cambiamos su ambiente, sus horarios y les ponemos sensores por todo el cuerpo, tenemos muchas probabilidades de que el sueño sea todavía peor de lo habitual. La prueba se puede realizar perfectamente en casa del paciente insomne, alterando de esta forma lo menos posible su sueño habitual. Si duerme en su casa, en su dormitorio, en su cama, con su almohada y con sus horarios habituales, podremos reproducir sus hábitos y rutinas durante la prueba.

La polisomnografía es muy útil para detectar posibles comorbilidades del insomnio. Es decir, la existencia de otros trastornos del sueño que coexistan con el insomnio. En ocasiones, el supuesto insomnio (sobre todo, cuando se trata de un sueño fraccionado y de mala calidad), no es realmente un caso de insomnio, sino otra patología del sueño. Esto es muy frecuente, por ejemplo, en las mujeres que entran en la etapa de la menopausia. Y en el 50 % de los casos el fraccionamiento del sueño está causado por la existencia de un trastorno respiratorio del sueño, la apnea obstructiva del sueño. Solo mediante la realización de una polisomnografía podremos detectarlo.

En busca de «culpables»

Como has podido deducir de todo lo comentado hasta ahora sobre el insomnio, su tratamiento no es sencillo. Requiere conocimiento, experiencia por parte del terapeuta y un abordaje integral de cada caso. Existen tantos casos de insomnio como pacientes con insomnio y cada insomne necesita un tratamiento individualizado. Las condiciones en las que se produce el insomnio son únicas para cada paciente, como también lo son sus características personales y sus circunstancias vitales.

En la mayoría de los casos, por medio de la historia del sueño habremos identificado la causa del trastorno, los factores que predisponían al paciente a desarrollarlo, la existencia de un posible factor que precipitara la aparición del insomnio, así como los posibles factores que están haciendo que el problema del sueño se perpetúe en el tiempo y se cronifique. Debemos valorar asimismo los principales síntomas y sus repercusiones diurnas.

Normalmente no existirá una sola causa. En ocasiones, no será posible siquiera identificar una. Algunas veces podremos solucionar el insomnio eliminando la causa desencadenante y otras veces no será posible un tratamiento etiológico, es decir, que actúe directamente sobre la causa principal, por lo que serán necesarias medidas terapéuticas más complejas.

El insomnio como señal

En cuanto a la posible causa, me gusta explicar a mis pacientes que a menudo el insomnio, en lugar de un problema, es una suerte. Como puedes imaginar, sus caras son, en el mejor de los casos, de sorpresa y desconcierto; en otras, de rabia contenida y sonrisa fingida. Quizá si tú sufres insomnio has puesto una de estas caras al leerlo. «¿Cómo que una suerte? ¡Este hombre no sabe lo que dice!». De la misma forma, seguro que algunos de mis pacientes deben de pensar: «No sé para qué hemos perdido el tiempo viniendo a su consulta». Y justo en ese momento, con las emociones que les ha causado la simple mención de la palabra *suerte*, aprovecho para explicarles que nuestro cuerpo y nuestra mente son sabios y que intentan avisarnos cuando ciertos hábitos, relaciones personales o experiencias vitales nos perjudican o no nos llenan plenamente.

A veces en el origen del insomnio están una mala relación familiar, un trabajo que no nos realiza o unas rutinas inadecuadas enmarcadas en una vida sedentaria, con abuso de aparatos digitales durante las horas previas al sueño, falta de estimulación con luz natural durante el día u horarios irregulares. Cualquiera que sea la causa, el momento en el que empiezan las dificultades para dormir, si estas empiezan a prolongarse en el tiempo, si suceden varios días a la semana y varias semanas seguidas, es el momento ideal para hacer un análisis pormenorizado de tu estilo de vida.

Muchas veces se nos olvida que no solo somos los protagonistas de nuestras vidas, sino que además somos los guionistas y directores de la película. Tenemos la oportunidad de oro de decidir cómo queremos que sea nuestra existencia. Dentro de las circunstancias que se nos presenten, podemos luchar por nuestros sueños, no caer en la resignación ni el conformismo o simplemente dejarnos arrastrar por una serie de supuestas necesidades que nos aportan un confort que nos aterra perder. El mundo es para los valientes.

Durante todos estos años dedicados a la medicina del sueño, he visto miles de casos de insomnio desencadenados por una completa desconexión entre el cuerpo y la mente. Personas arrastradas por las circunstancias, viviendo en la rueda del hámster, atrapadas en un estilo de vida que no las realiza, persiguiendo unas supuestas necesidades que, muy lejos de hacerlas felices, les creaban una insatisfacción permanente. En lugar de parar a escucharse, de intentar comprender lo que realmente necesitan, corren hacia la zanahoria mientras huyen del palo amenazador. Vidas proyectadas hacia un futuro insatisfactorio. Vidas en el que el miedo, la incertidumbre y la ansiedad campan a sus anchas. Cuando aparece el insomnio, es el momento de parar, de centrarse en el presente, de hacer un análisis y reiniciar circuitos. Si el insomnio es el desencadenante de esos cambios, habrá valido mucho la pena dormir mal una temporada.

El insomnio, camino de aprendizaje

El primer objetivo que tenemos en nuestra clínica cuando atendemos un caso de insomnio es mejorar el sueño del paciente y, el segundo, que aprenda a tolerar una mala noche. En esta primera etapa es tan importante conseguir que el paciente duerma mejor como que una mala noche no le haga perder los nervios, ya que las malas noches, con toda probabilidad, seguirán existiendo en mayor o menor medida.

Una vez superada esta primera etapa, que puede durar un tiempo muy variable y en la que en muchos casos habrá que combinar distintas estrategias de tratamiento (tanto psicológicas como farmacológicas en algunos casos), el objetivo final es que el paciente adquiera un aprendizaje para no volver a tropezar de nuevo con la misma piedra. Si había llegado a un estado de ansiedad, agotamiento y alteración anímica debido a un estilo de vida, a una forma de ser y a un tipo de gestión emocional que habían acabado por desencadenar un trastorno de insomnio crónico, es importante que tras el proceso terapéutico el paciente no solo duerma mejor —o lo mejor posible—, sino que además adquiera las herramientas para no volver a caer en la misma situación. Para ello, es necesario que el paciente tenga un papel activo en todo el proceso terapéutico, siendo él mismo quien tome las riendas de sus cambios. El terapeuta debe guiarlo y ayudarlo.

Este proceso es, por supuesto, más largo, difícil y comprometido que recetar una pastilla. Y eso a menudo lleva al insomne a recurrir a los fármacos. En este caso, lo único que está haciendo es poner un parche que, lejos de solucionar el problema, lo acabará haciendo más grande. Hay que dotar al paciente de los recursos necesarios para manejar el proceso y reducir al mínimo la utilización de los fármacos hipnóticos.

Te aconsejo que, si tienes un problema de insomnio, antes de iniciar cualquier tratamiento psicológico o farmacológico, repases los capítulos 2 y 3, que son la base para dormir bien. El 30 % de los casos de insomnio se resuelve solo con adoptar medidas de higiene del sueño. Si formas parte del 70 % restante, no dejes que esto te confunda: si has puesto en práctica las medidas explicadas en esos capítulos y sigues durmiendo mal, no abandones los buenos hábitos simplemente porque no sean suficientes; hacen falta más medidas, pero eso no quiere decir que no sean necesarios.

La pieza perdida del puzle

En mis primeros años como médico del sueño, ante algunos pacientes que padecían insomnio, tenía la sensación de que me quedaba a medio camino en la solución del problema. Intentaba encontrar la causa de su insomnio buceando en sus vidas, investigaba sobre sus hábitos y rutinas, tanto relacionadas con su sueño como con su vigilia. En unas ocasiones, solamente con modificar sus hábitos del sueño, este mejoraba enormemente. En otras había que tratar la causa médica o psicológica que desencadenaba su trastorno de insomnio. La terapia cognitivo-conductual era eficaz en muchos casos. En otras ocasiones, tenía que completar el tratamiento con plantas medicinales, complementos alimenticios, melatonina o incluso fármacos hipnóticos, ansiolíticos o antidepresivos. Pero en muchos casos me quedaba a medias. No conseguía completar el puzle: faltaban piezas y otras no encajaban.

Esto me llevó a buscar nuevas herramientas. Por eso me formé en medicina tradicional china y acupuntura. Fueron varios años dedicados a transformar mi mente analítica, formada en la separación de especialidades y órganos, en una mente con una visión más holística de la salud humana, y empecé a dar más importancia a la influencia que tiene en nuestra salud la interacción con todo lo que nos rodea. Pero la aplicación práctica de la medicina tradicional china y la acupuntura tampoco consiguió completar el puzle del insomnio.

Entonces me formé también, aunque de forma más superficial, en programación neurolingüística y en hipnosis eriksoniana. Gracias a las enseñanzas de mi maestro en este último campo, el doctor experto y sabio hipnoterapeuta Àlex Santos, aprendí más sobre los estados alterados de conciencia y su amplia aplicación en distintas patologías psicológicas, así como su gran utilidad en la gestión emocional y en el insomnio. Sin embargo, por más herramientas de las que disponía, seguían faltando piezas del puzle.

Hay una serie de pacientes en los que se hace evidente que su trastorno del sueño viene provocado por un estado de hiperactivación, un exceso de reactividad emocional que no está desencadenado por experiencias traumáticas o estresantes del pasado o del presente, sino que simplemente es su forma de ser. Es su manera de relacionarse consigo mismos, con la que siempre han funcionado, compuesta por un poco de genética y otro poco de educación recibida, y reforzada con patrones de comportamiento repetidos año tras año. Esa forma de ser incide en su manera de entender las relaciones familiares, sociales y laborales y la vida en general. Son pacientes que han desarrollado una personalidad excesivamente perfeccionista, autoexigente y controladora, rasgos muy frecuentes en nuestros pacientes con insomnio. Sus problemas del sueño no se modifican ni con hábitos, ni con terapia cognitivo-conductual, ni mucho menos con fármacos. Hace falta algo más.

Reorganizar el cerebro: la neuroplasticidad

«Soy así, siempre he sido así y no creo que pueda cambiarlo.» Esa es la respuesta inicial de estos pacientes al hacerles ver que su forma de entender la vida tiene gran parte de responsabilidad en su alteración del sueño. Efectivamente, existe la creencia generalizada de que nuestra manera de ser en la edad adulta, sobre todo a partir de cierta edad, es difícil de cambiar. Y en los pacientes con insomnio esta es una creencia muy extendida.

Sin embargo, la ciencia demostró hace muchas décadas que el tejido nervioso no es una estructura rígida e inmodificable, sino una estructura dinámica, adaptable, plástica y modificable. Si bien es cierto que en la infancia la neuroplasticidad es mayor, esta capacidad está presente también en la edad adulta.

La neuroplasticidad es un proceso fisiológico del sistema nervioso central que permite cambiar nuestras reacciones a ciertos estímulos. A un nivel microscópico esto significa que las conexiones entre neuronas cambian. A un nivel práctico, que podemos cambiar nuestra percepción de lo que ocurre a nuestro alrededor. Pues bien, esta capacidad de modificar nuestras redes neuronales es tremendamente práctica para mejorar el sueño de nuestros pacientes. Y se ha demostrado que la meditación y el *mindfulness* son las grandes herramientas para el cambio.

Llevar todos estos conocimientos a la práctica clínica no es nada sencillo, puesto que requiere introducir conceptos nuevos tanto para los profesionales de la salud como para los pacientes. En medicina, para determinar la validez de un nuevo tratamiento es necesario demostrar que el mismo muestra diferencias significativas comparado con un placebo. Se requieren amplios ensayos clínicos con una gran muestra de pacientes. Gracias a este rigor científico, la medicina avanza de forma firme y fiable. Pero realizar estas investigaciones puede ser una tarea muy compleja dependiendo de la patología. En el campo de la psicología, la realización de estos estudios, que supone comparar el grupo al que se le aplica el nuevo tratamiento —grupo intervención— con el grupo al que se aplica el placebo —grupo control—, es muchas veces una tarea casi imposible de llevar a cabo. En consecuencia, la utilización de tratamientos que podrían ser útiles para algunas patologías puede retrasarse muchos años por la dificultad de la metodología científica para demostrar su utilidad.

Esto es lo que ha sucedido durante las últimas décadas con la psicología contemplativa, que engloba entre otras prácticas a la meditación y al *mindfulness*, técnicas que comentaremos más adelante. Para hablar de la psicología contemplativa es obligado mencionar los maravillosos trabajos realizados por Daniel Goleman y Richard Davidson. Desde sus años de estudiantes de psicología en Harvard en los setenta, Goleman y Davidson han dedicado sus vidas profesionales a demostrar científicamente los efectos de la meditación, el *mindfulness* y la autocompasión en el comportamiento humano y cómo su práctica diaria puede modificar nuestro cerebro. Ha sido un camino lleno de dificultades, de soportar los recelos por parte de sus profesores y de otros colegas, acerca de la utilidad de estas prácticas. Goleman y Davidson eran conscientes de que, por muchas intuiciones y evidencias que tuviesen sobre cómo la práctica contemplativa puede modificar la mente humana, si no eran capaces de demostrarlo científicamente con estudios y resultados concluyentes, sus teorías quedarían simplemente en eso. Tenían que ofrecer resultados concluyentes sobre cómo la práctica de la meditación modifica nuestro cerebro.

Sus esfuerzos fueron extenuantes y variados. En sus primeros años, cargaron con pesados equipos de electroencefalografía, toneladas de material, por las montañas del Tíbet para estudiar a monjes budistas, que son expertos meditadores desde la infancia. Regresaron sin haber podido realizar ni un solo estudio. Tan extraño y absurdo era para sus profesores de psicología que quisieran dedicar sus carreras a estudiar los estados alterados de conciencia y la psicología contemplativa, como lo era para aquellos sonrientes, amables y serenos maestros meditadores que intentasen registrar su actividad cerebral durante sus prácticas diarias de contemplación. Con los años, gracias al apoyo del Dalai Lama, consiguieron llevar a estos maestros meditadores a sus laboratorios de Estados Unidos, donde les realizaron estudios de resonancia magnética que demostraron que sus cerebros presentan características muy diferentes a la de la mayoría de la población. Por ejemplo, el grosor de su corteza cerebral, que muestra el grado de envejecimiento de nuestro cerebro, corresponde a personas diez años más jóvenes de lo que eran en realidad estos monjes. También gracias a estudios de neuroimagen realizados durante la práctica meditativa, demostraron que estas personas activan estructuras neuronales involucradas en la atención y la regulación de las emociones.

Gracias a sus trabajos, y a los de otros muchos profesionales de distintas disciplinas, las publicaciones sobre los efectos de la meditación y el *mindfulness* en revistas científicas de gran impacto se han multiplicado en los últimos años. Así, ahora sabemos que la conciencia plena que se consigue con la práctica de la meditación proporciona una mayor capacidad de regulación emocional. Especialmente en el largo plazo, y directamente relacionado con las horas dedicadas a la práctica meditativa, los meditadores presentan diferencias estructurales en la materia cerebral gris y blanca. Y eso es gracias a la neuroplasticidad.

Los tratamientos contra el insomnio

Tratamiento con plantas medicinales

Las plantas medicinales y los complementos alimenticios se utilizan junto a las medidas de higiene del sueño y la terapia cognitivo-conductual como primer escalón en el tratamiento del insomnio, siempre antes del inicio del tratamiento farmacológico.

Las plantas medicinales tienen utilidad por su acción neurosedante. Por tanto, son efectivas si existe ansiedad, ya que provocan sedación al atenuar la hiperexcitabilidad. Existe la falsa creencia, muy arraigada, de que como las plantas medicinales se venden sin receta médica, carecen de riesgos. Nada más lejos de la realidad: su uso no está exento de posibles efectos adversos, contraindicaciones y riesgo de dependencia, por lo que deben tomarse bajo control de un profesional sanitario. Deben utilizarse como complemento al tratamiento psicológico del insomnio, acompañado de una correcta higiene del sueño.

Valeriana

Tiene acción sedante sobre el sistema nervioso central. Puede ser eficaz para el insomnio, ya que favorece la inducción del sueño y mejora su calidad. Tiene un leve efecto tranquilizante, por lo que puede utilizarse para disminuir la ansiedad anticipatoria al sueño. Paradójicamente, su efecto inicial puede ser estimulante, de modo que no debe tomarse inmediatamente antes de acostarse, pues puede producir una cierta ansiedad inicial o sueño intranquilo. Para dar paso al efecto relajante, debe tomarse al menos una hora antes de la cena. Su uso prolongado crea dependencia. Debe, por tanto, tomarse en tratamientos discontinuos.

Pasiflora

Es una planta con propiedades hipnótico-sedantes muy utilizada para el tratamiento del insomnio. Está contraindicada en el embarazo y en la lactancia por la presencia de alcaloides. Es buena opción combinarla con valeriana, para aunar el efecto hipnótico con el tranquilizante.

Amapola de California

Es una planta con propiedades hipnótico-sedantes muy utilizada para combatir el insomnio en niños y ancianos, porque posee una acción persistente sin provocar estados de depresión. Suele utilizarse en combinación con otras plantas para el tratamiento del insomnio.

Lúpulo

Presenta acción hipnótico-sedante y depresora del sistema nervioso, por lo que se utiliza en el caso de insomnio asociado a estados de ansiedad, generalmente en combinación con otras sustancias sedantes. El empleo de lúpulo está contraindicado en síndromes que cursen con hiperestrogenia, embarazo y lactancia.

Ashwagandha

Es un adaptógeno que ayuda a tolerar mejor las situaciones de ansiedad y estrés gracias a su efecto modulador sobre el cortisol y el GABA, el neurotransmisor relajante por excelencia.

Tratamiento con complementos alimenticios

Triptófano

Una vida acelerada, sobrecargada, con elementos como estrés, ansiedad, una dieta inadecuada o el sedentarismo pueden hacer que tu cerebro termine por producir menos serotonina de la necesaria. Se agotan las reservas de serotonina, como si de una batería se tratase. En estos casos, el aporte de triptófano (un aminoácido esencial) en la dieta, facilitará el sueño, especialmente si se consume pocas horas antes de dormir. Es el precursor tanto de la melatonina como de la serotonina, sustancias implicadas en los circuitos cerebrales del sueño. También mejora el estado de ánimo.

Los alimentos que tienen un mayor contenido en triptófano son los plátanos, la piña, el aguacate, la leche, los huevos, el pescado azul y los frutos secos como las nueces. Es conveniente combinarlos con alimentos que contengan ácidos grasos omega 3, calcio, zinc, magnesio y vitamina B. Estos son necesarios para convertir el triptófano en serotonina y melatonina en el cerebro y, además, actúan como relajantes musculares.

Además, existen en el mercado muchas presentaciones de triptófano, que pueden utilizarse como un complemento extra al aportado por la dieta, especialmente en estados carenciales importantes, con síntomas de afectación anímica, agotamiento y desmotivación, cansancio y astenia estacional, problemas de concentración... En definitiva, alteraciones de tu rendimiento físico y mental.

Las dos principales formas de presentación son L-triptófano y 5-HTP, y su eficacia depende de cada persona. La diferencia fundamental es su origen. El 5-HTP se obtiene naturalmente de las semillas de una planta, la grifonia, mientras que el L-triptófano se produce sintéticamente o mediante fermentación bacteriana. El 5-HTP suele ser más eficaz a dosis más bajas que el L-triptófano, porque llega al cerebro más fácilmente, ya que es capaz de atravesar la barrera hematoencefálica, y es precursor directo de la serotonina. Por otra parte, hay situaciones especiales en las que el L-triptófano puede tener un efecto paradójico y, en lugar de ayudarte, te puede sentar mal y dormir peor. Sucede sobre todo en casos de inflamación, enfermedades crónicas como la fibromialgia, estrés crónico y alteraciones de la permeabilidad intestinal, porque este tipo de triptófano puede provocar acúmulo de productos neurotóxicos.

De todas maneras, es necesario aclarar que la utilización de triptófano para los trastornos del sueño es muy infrecuente en nuestros pacientes, ya que los resultados obtenidos en el pasado han sido irregulares[1]. Además, un reciente estudio sugiere una posible relación entre el 5HTP y la neuroinflamación. Por estos motivos, si bien el consumo de alimentos ricos en triptófano puede ser beneficioso para el sueño, no aconsejaría la utilización de suplementos adicionales.

Azafrán

En los casos de afectación anímica es muy frecuente el sueño fraccionado y, sobre todo, el despertar precoz. El azafrán, combinado con rhodiola (una hierba de origen europeo), puede ser de gran utilidad, pues tiene un importante efecto sobre el estado de ánimo. Distintos estudios han mostrado un efecto similar a los fármacos antidepresivos en los casos de depresión leve y moderada. Además, es antioxidante y antiinflamatorio.

Magnesio

Es uno de los minerales más importantes de nuestro cuerpo. Su déficit puede provocar ansiedad, depresión e insomnio. Una gran parte de la población tiene déficit de magnesio, por lo que una correcta suplementación puede ayudar a mejorar el sueño, la ansiedad y el estado de ánimo.

Zinc

Es otro mineral esencial muy ligado a un correcto sueño. Modula los receptores de serotonina y melatonina, regulando además a la baja los receptores de glutamato, neurotransmisor excitador por excelencia. Parece que el zinc también puede estar implicado en la modulación de las neuronas liberadoras de orexina, estrechamente relacionadas con la vigilia y el sueño.

Vitaminas del grupo B: B6, B9 y B12

Son nutrientes esenciales que deben ser aportados en la dieta, ya que nuestro organismo no las puede sintetizar. Son fundamentales para un correcto funcionamiento de nuestro sistema nervioso central y la síntesis de neurotransmisores. Su déficit aumenta las concentraciones de homocisteína, aminoácido tóxico para nuestras arterias y neuronas.

GABA

Es el principal neurotransmisor inhibidor del sistema nervioso central. Contribuye a bajar la excitación cerebral, ayudando a relajarnos y a dormir. Existen suplementos de GABA que pueden ser útiles en casos de insomnio asociados a ansiedad.

Vitamina D

Cada vez tenemos más datos que apuntan a la importancia de los niveles de vitamina D para un buen descanso. En el hipotálamo, del que tanto hemos hablado por su importancia en el sueño y en nuestros ritmos circadianos, hay receptores de vitamina D.

Para una correcta síntesis de la vitamina D es imprescindible la exposición al sol y a la radiación ultravioleta. Como ya he dicho más arriba, aproximadamente la mitad de la población sufre déficit de vitamina D y buena parte de ello se debe a la falta de exposición a la luz solar. Es cierto que debemos evitar el sol directo en los momentos de mayor radiación ultravioleta. Sin embargo, el déficit de vitamina D está asociado no solo a problemas de insomnio, sino también a depresión, dolor crónico, problemas óseos y hormonales, así como a baja inmunidad.

Omega 3

Estos ácidos grasos son imprescindibles para un buen estado de ánimo, tanto que algunos estudios han mostrado que pueden ser tan eficaces como los antidepresivos en el tratamiento de la depresión. Esto sucede porque aumentan los niveles de serotonina, disminuyen las citoquinas inflamatorias y aumentan el BDNF, péptico muy importante para la necesaria neuroplasticidad. Los principales son DHA y EPA.

Glicina

Es un aminoácido no esencial, es decir, que lo producimos nosotros mismos, aunque se pueden incorporar externamente por la dieta y suplementos. En recientes estudios se ha observado que mejora tanto la calidad subjetiva del sueño como parámetros objetivos (disminución de la latencia del sueño y del sueño profundo, no alterando la arquitectura de este). Sus efectos sobre el sueño son debidos a que mejora los niveles de serotonina y a que actúa sobre los receptores NMDA, promoviendo la bajada de temperatura corporal central necesaria para el inicio del sueño.[2]

Tratamiento con melatonina

En el capítulo 2 te he hablado de la melatonina como la principal reguladora del ritmo de vigilia y sueño. Por eso, *a priori* es una sustancia de gran interés para tratar el insomnio. Esta hormona es la principal señal fisiológica para el inicio del sueño, por lo que reforzar su efecto parece ser la aproximación más natural para afrontar el insomnio, sobre todo a partir de los cuarenta o los cincuenta años, edades en las que la síntesis de melatonina propia empieza a disminuir.

La melatonina de liberación prolongada es eficaz en insomnio de mantenimiento —es decir, aquel en el que se presentan distintos despertares a lo largo de la noche—. Pero existe una melatonina de liberación ultraprolongada, que puede ser todavía más útil en el insomnio de despertar precoz —aquel en el que el paciente se despierta unas dos o tres horas antes de la hora deseada y no consigue volver a dormirse.

Sin embargo, hay una gran disparidad en los resultados de los estudios publicados sobre el efecto de la melatonina en el uso del insomnio y, en todos los casos, los efectos observados son pequeños desde un punto de vista clínico. La gran ventaja es que es una sustancia segura que tiene importantes efectos antiinflamatorios y antioxidantes. Además, en estudios de laboratorio y en animales, se ha observado un posible efecto anticancerígeno.

Que sea tan seguro tomar melatonina hace que en ocasiones su uso se considere la panacea para solucionar el insomnio, a veces como única medida para solucionar los problemas de sueño. Esto es un error: la melatonina debe ir siempre acompañada de tratamiento cognitivo-conductual y de una correcta higiene del sueño. La combinación de ambos tratamientos debe intentarse antes de pasar a los tratamientos farmacológicos, sobre todo en los casos de insomnio en los que no exista comorbilidad con otras patologías, como por ejemplo la afectación del estado de ánimo.

Tratamiento farmacológico

Como bien sabes, este es un libro divulgativo sobre el poliédrico mundo del sueño y sus trastornos. No puede sustituir una visita con ningún profesional sanitario ni mucho menos una guía clínica de cómo actuar ante los distintos trastornos del sueño. Todo esto debes tenerlo especialmente claro en el caso de que sufras insomnio: si tu problema de insomnio es frecuente y se alarga en el tiempo, debes consultar con un especialista.

Además, nunca debes automedicarte. En nuestro país, este es un mal hábito frecuente. «Me tomo tal o cual pastilla para dormir porque mi madre también lo hace y me ha dado unas cuantas» o «Empecé a tomar medicación porque a mi vecino le había ido muy bien» son frases que se oyen demasiado. Tremendo error. Y es que ni siquiera existe el hipnótico ideal. Este sería el que ayudase a dormir bien sin ningún tipo de efecto secundario. Ojalá existiese, pero, aunque así fuera, todas las medidas no farmacológicas que te he explicado han de aplicarse siempre antes de iniciar cualquier tratamiento con medicación.

También está el otro extremo, el de los pacientes que se declaran «antimedicación», como si se tratase de un acto de fe a una religión. A ellos les explico que somos muy afortunados de que exista la farmacología; ¿qué sería de la medicina si no hubiera fármacos? Muy mal lo tendríamos los médicos para ayudar a sanar a nuestros pacientes sin ellos. Detrás de todos esos fármacos está el esfuerzo infatigable de miles de investigadores y una gran inversión económica, la mayoría de las veces privada y por desgracia muy pocas veces pública, que ha permitido que ahora tengamos una amplia gama de medicamentos que han salvado millones de vidas. No ser consciente ni sentirse agradecido por ello sería tremendamente injusto. Quiero aprovechar este momento para agradecerles a todos estos médicos su esfuerzo y sus vidas dedicadas a mejorar nuestra salud y ayudarnos a superar infinidad de enfermedades.

Sé que, en parte, esta postura antimedicación viene condicionada por el abuso que se ha hecho de los fármacos para dormir en las últimas décadas. Autoprescripciones, tratamientos prolongados eternamente sin control médico, visitas médicas sin tiempo suficiente para establecer un diagnóstico etiológico, falta de recursos públicos dedicados a instaurar tratamientos no farmacológicos del insomnio adecuados... Todo ello ha contribuido en gran medida a que ahora haya desconfianza ante los tratamientos para dormir. Pero la realidad es bien distinta; los fármacos hipnóticos no son ni buenos ni malos: sencillamente son necesarios o innecesarios y se han de utilizar siempre bajo control médico y de la forma correcta.

Muchas veces al paciente le asustan los efectos secundarios que los fármacos puedan producir. Es muy comprensible; si queremos ser realistas y valorar la situación sin autoengañarnos, debemos comparar los posibles efectos secundarios del fármaco con todos los efectos indeseados del insomnio, que en la mayoría de las ocasiones es mucho más devastador que un fármaco bien utilizado.

No entraré a analizar con detalle la variedad de fármacos que se utilizan para el insomnio, algunos con mayor rigor científico que otros, pero sí me gustaría darte algunas ideas generales. Siempre que se utilice un tratamiento farmacológico para el insomnio, debe ser durante el menor tiempo y en la menor dosis posible, durante periodos no mayores de dos semanas y bajo control del médico que los ha prescrito. Siempre, además, debe ir acompañado de tratamiento no farmacológico. Cumpliendo estas condiciones, se pueden utilizar fármacos para el insomnio, siempre bajo control médico, en los siguientes casos:

- Si se precisa respuesta inmediata a los síntomas.
- Si se trata de un insomnio severo que ocasiona trastornos importantes.
- Si las medidas no farmacológicas resultan insuficientes.
- Si el insomnio persiste a pesar del tratamiento de la causa médica subyacente.

La elección del hipnótico debe hacerse de forma individualizada, en función del tipo de insomnio y de las necesidades individuales de cada paciente.

Benzodiacepinas

Los fármacos más utilizados para el insomnio en nuestro país y en la mayoría de los países desarrollados son las benzodiacepinas: lorazepam, lormetazepam, diazepam y todos los medicamentos que terminan con *-pam* que te vengan a la cabeza. Actúan favoreciendo la acción del GABA, principal neurotransmisor inhibidor a nivel cerebral. Son fármacos que producen varios efectos sobre nuestro organismo. Son hipnóticos, ansiolíticos, relajantes musculares y anticonvulsionantes, en mayor o menor medida según el fármaco en cuestión.

Las benzodiacepinas tienen varios problemas. Para empezar, crean adicción: su uso prolongado genera dependencia a ellos. Además, se produce un fenómeno de tolerancia: nuestro cerebro se acostumbra a ellas y con el tiempo dejan de hacer efecto a no ser que aumentemos la dosis, cosa poco recomendable en la mayoría de los casos. Al final, lo único que hace su uso es evitar la abstinencia que causa la interrupción del tratamiento. Y precisamente entre los síntomas más importantes de abstinencia a las benzodiacepinas está el insomnio de rebote que producen, lo que lleva al paciente insomne que trató de suspender el tratamiento a recaer en el consumo.

La deshabituación a estos fármacos puede ser un proceso complejo y difícil, por lo que es necesario un acompañamiento médico, que en algunos casos requiere ingreso hospitalario. Si tomas benzodiacepinas y quieres dejarlas, no lo dudes, ponte en contacto con un especialista; siempre es buen momento y nunca es tarde para romper esa dependencia. Además, su uso a largo plazo está asociado a riesgo de problemas cognitivos, especialmente de afectación de la memoria.

Hipnóticos Z

Otra familia de fármacos similares, análogos a las benzodiacepinas, son los llamados hipnóticos Z: zolpidem, zopiclona y zaleplon. Su función fundamental es la hipnótica. Lo que he explicado para las benzodiacepinas es válido en gran parte también para ellos. Su vida media es algo más corta, por lo que se eliminan más rápidamente. Pueden ser muy útiles en casos de insomnio de corta duración o en días puntuales de insomnio desencadenados por eventos concretos que sabemos que pueden afectar a nuestro sueño. Su uso debe ser también siempre bajo control médico y por tiempo limitado.

Antidepresivos sedantes

En casos de insomnio también se utilizan en muchas ocasiones fármacos antidepresivos sedantes. Estos actúan principalmente sobre la serotonina a distintos niveles sinápticos. Están especialmente indicados en los trastornos de insomnio con despertar precoz y síntomas de afectación anímica.

Normalmente, los pacientes son mucho más reacios a utilizar estos antidepresivos que las benzodiacepinas. En realidad, una vez más, en parte es un problema de desconocimiento. Su utilización en dosis bajas suele ser más segura y crear menos problemas de dependencia que las benzodiacepinas, pero nunca debe hacerse sin control y prescripción médica, ya que pueden presentar efectos adversos importantes. Una de las principales ventajas de estos fármacos cuando son bien utilizados es que actúan a nivel cerebral, ayudando a reponer el neurotransmisor deficiente, la serotonina, lo que está causando tanto la afectación anímica, muchas veces leve y no percibida o reconocida por el paciente, como el problema del sueño. Una vez recuperados los niveles de serotonina gracias a las distintas medidas implementadas para mejorar el insomnio, estos antidepresivos se pueden retirar con mayor facilidad que las benzodiacepinas. Es como si ayudaran a subir un primer escalón en la recuperación del sueño. Dan un pequeño empujón para que el resto de las medidas sean más efectivas.

En ocasiones, no utilizar fármacos lleva a que ese primer escalón sea demasiado alto para poder subirlo solo con medidas no farmacológicas, lo que puede acabar siendo contraproducente, porque contribuye a cronificar el insomnio.

Antihistamínicos

Por su parte, los antihistamínicos son fármacos que se venden sin necesidad de receta médica, lo que en ocasiones da a los pacientes una falsa sensación de seguridad. Los dos aprobados en España para su utilización en casos de insomnio son la difenhidramina y la doxilamina.

Actúan disminuyendo la acción de la histamina, neurotransmisor con varias funciones: un efecto excitador a nivel cerebral y un efecto neuromodulador, es decir, que regulan la respuesta a otros neurotransmisores. No se recomienda su uso rutinario para tratar el insomnio por distintos motivos. Primero, la tolerancia a los efectos sedantes de los antihistamínicos suele desarrollarse rápidamente, por lo que, cuanto más tiempo los tomes, menos eficaces serán. Segundo, suelen tener efectos secundarios, como somnolencia diurna, boca seca y mareos. Tercero, tienen propiedades anticolinérgicas que los convierten en malas opciones para los adultos mayores, ya que las investigaciones sugieren que los anticolinérgicos podrían aumentar el riesgo de demencia. En adultos mayores, estos fármacos también pueden causar confusión, alucinaciones, sequedad bucal, visión borrosa, estreñimiento, náuseas, deterioro de la sudoración, retención urinaria y taquicardia. Los antihistamínicos son un claro ejemplo de que el hecho de que un fármaco se venda sin receta médica no significa que sea más seguro.

Daridorexant

Recientemente ha sido aprobada por la Agencia Europea del Medicamento una nueva familia de fármacos para el tratamiento del insomnio. Se trata de un doble antagonista de las orexinas: el Daridorexant. Actúa bloqueando esta sustancia de la que te he hablado en el capítulo 2, que es responsable de mantener la vigilia, por lo que su bloqueo favorece la aparición del sueño. Los resultados de los ensayos clínicos realizados son muy esperanzadores. Su uso ya está autorizado en Estados Unidos y Japón.

Tratamiento psicológico

Como ya sabes, para el tratamiento del insomnio la terapia psicológica es una pieza fundamental y casi imprescindible. La terapia cognitivo-conductual se compone de las siguientes intervenciones (por orden de evidencia científica):

- **Control de estímulos**: en el insomnio se produce una respuesta mal adaptativa entorno al sueño. El control de estímulos consiste en fortalecer la relación entre la cama y el dormitorio con relajación y sueño para dejar de asociar el momento de acostarse con algo desagradable. No controlar la hora es una de las herramientas.

- **Restricción del sueño**: técnica en la que se restringe el tiempo que el paciente con insomnio puede pasar en la cama cada noche. Ya sabes, la cama solo para dormir.
- **Ejercicios de relajación**: dirigidos a reducir la hiperexcitación fisiológica que tienen los pacientes con insomnio.
- **Terapia cognitiva**: técnica psicoterapéutica basada en la reestructuración cognitiva de los pensamientos y creencias erróneas sobre el sueño que tienen los pacientes insomnes y que incrementan la ansiedad y la preocupación. En definitiva, es magnificar las consecuencias que tiene el insomnio en la vida y la salud del paciente.
- **Educación en higiene del sueño**: ya la conoces bien por los capítulos anteriores. Es eficaz por sí sola en el 30 % de los casos, en los casos persistentes es imprescindible en combinación con otros tratamientos.

Me gustaría explicarte un poco más en profundidad cómo realizar la restricción del sueño, ya que es una técnica muy útil en el tratamiento del insomnio y en muchas ocasiones existen dudas de cómo hacerlo correctamente.

Normalmente, cuando una persona duerme mal, tiende a aumentar el tiempo que pasa en la cama, sobre todo por la noche, pero en ocasiones también intentando dormir a lo largo de distintos momentos del día. Si tenemos un sueño fragmentado, al contrario de lo que podría parecer, cuanto más tiempo pasamos en la cama, más se fragmentará nuestro sueño y este será de peor calidad. Además, al pasar tiempo despiertos en la cama, es fácil que la asociación de la cama con algo desagradable se refuerce.

Por otra parte, al intentar conseguir más tiempo total de sueño, pero teniendo un sueño fraccionado, pasaremos más horas en la cama, y nuestro periodo principal de sueño se alargará.

Imagina que te acuestas y te duermes a las 23 horas, pero tienes muchos despertares de duración variable durante la noche, por lo que en lugar de levantarte a las 7 horas, prolongas tu sueño hasta las 9 horas, intentando compensar con sueño matutino las horas que no has dormido durante la noche. Puede ser que duermas más horas de esta manera, pero el sueño difícilmente será reparador. Además, al prolongar la duración de tu periodo principal de sueño, estás desregulando los dos mecanismos fundamentales que regulan el sueño: los ritmos circadianos y la homeostasis del sueño.

Sucede lo mismo si intentas compensar las horas no dormidas de noche, con distintas siestas a lo largo del día. No me refiero a una breve siesta entre las 14-16 horas, de unos 20-30 minutos de duración, eso ya sabes que es algo totalmente recomendable, me refiero a dormir largas siestas o breves en varios momentos del día para intentar solucionar la somnolencia y el cansancio ocasionados por la mala noche pasada.

Precisamente, la técnica de privación de sueño consigue todo lo contrario; juega con la homeostasis del sueño, creando una privación voluntaria de sueño, que a la larga ayudará a mejorarlo en profundidad, continuidad y cantidad.

Te explico cómo hacerlo. Calcula las horas totales de sueño que estás teniendo sumando los distintos periodos de sueño que consigues durante esa larga noche de frecuentes despertares o de despertar precoz. Hazlo de forma aproximada, ya sabes que no te interesa estar pendiente del reloj ni intentar controlar el sueño.

Supongamos que estás durmiendo un total de cinco horas. Ese será el objetivo inicial de sueño. Programa tu hora de acostarte, piensa en tu hora habitual en la que concilias el sueño sin problemas y suma cinco horas. Si seguimos con el ejemplo anterior, te podrías acostar sobre las 23:30 horas, un poco más tarde de lo que sueles, y despertarte cinco horas después, a las 4:30 horas. No quiero decir que te tengas que poner el despertador, pero si a esa hora estas despierto y no consigues volver a dormirte, toca levantarse. Si por el contrario, sigues dormido y te despiertas más tarde, no hay problema, pero no prolongues el sueño si ya es fraccionado y de mala calidad.

Empieza el día tranquilo, no es necesario que te actives y mucho menos que enciendas luces, pantallas o desayunes. Simplemente levántate y dedica las primeras horas del día a descansar, pero ya fuera de la cama y sin intentar dormir. Es un momento genial para practicar técnicas de relajación o, mejor aún, para meditar. A tu hora habitual, siguiendo con el ejemplo a las 7 horas, ya puedes empezar con las actividades cotidianas, si quieres un poco antes, así evitarás tenerlas que hacer a toda prisa.

Sé que te puede parecer duro, pero los resultados suelen ser muy buenos. De esta forma puede que al inicio duermas menos horas de lo que estabas haciendo, pero a la larga dormirás más y mejor. Con este ejercicio estás jugando con la homeostasis del sueño, aumentándola, por lo que estás ganando puntos para que la noche siguiente sea mejor, sobre todo si consigues evitar ponerte nervioso.

Cada semana, de manera progresiva, puedes ir aumentando el tiempo en la cama unos treinta minutos. Siempre y cuando hayas conseguido que el sueño de la semana anterior, aunque corto, haya sido más profundo y continuo. De esta forma, ese tiempo se convierte en un premio, no en un castigo como hasta ahora.

Poco a poco irás aumentando tu tiempo total de sueño, treinta minutos cada semana, si los resultados son satisfactorios, hasta llegar al número de horas necesarias. Habrás conseguido dormir mejor y además regular tu ritmo circadiano y homeostasis del sueño.

Nunca debes hacer una restricción de sueño de menos de cuatro horas y te aconsejo realizarla con la supervisión de un profesional. Si quieres probar por tu cuenta, no lo alargues más de una o dos semanas, si no consigues beneficios.

La terapia cognitivo-conductual que te acabo de explicar es el tratamiento de primera línea en el insomnio del adulto sin comorbilidad, es decir, que no presenta otras enfermedades asociadas o causantes del trastorno. En la fase de inicio, se suele combinar esta terapia con plantas medicinales, complementos alimenticios, melatonina retardada e incluso, en ocasiones, con tratamiento farmacológico. En la fase de mantenimiento, se aconseja y se ha demostrado que es más favorable seguir con la terapia cognitivo-conductual de forma aislada, sin utilizar fármacos.

Autocompasión y mindfulness *para el descanso*

En la vida, sin duda existen personas más afortunadas que otras. Yo me considero tremendamente afortunado.

También creo en la serendipia y en la necesidad de estar atento, de captar el momento oportuno e identificar a las personas especiales. Solamente cuando tenemos los sentidos aguzados se dan las mejores oportunidades en nuestras vidas.

Uno de esos momentos clave en mi vida y en mi carrera profesional sucedió hace unos cinco años en la preciosa isla de Ibiza. Estaba allí para asistir a un congreso dedicado al dolor. Las patologías dolorosas y el insomnio están tremendamente enamoradas, no se quieren separar, y cuanto mayor es una, mayor es la atracción que la otra siente. Un gran especialista en la materia, el doctor Santiago Beltrán, me había invitado para hablar de la estrecha relación entre el dolor y los trastornos del sueño, especialmente el insomnio.

Al terminar mi charla, me quedé a escuchar al siguiente conferenciante. El título de su ponencia era muy atractivo: «*Coaching* para el dolor», y la impartía un tal Isaac Palomares, un psicólogo que casualmente ejercía en la misma ciudad que yo: Barcelona. Nada más empezar a escucharlo, tuve un flechazo: Isaac tiene una magia especial, un poder de comunicación y atracción con la que solo unos pocos elegidos tienen la fortuna de contar.

Tras muchos años de búsqueda, había dado con la persona que me podría ayudar a encontrar la pieza que me faltaba para completar el puzle. Solo faltaba convencerlo de que la patología del sueño es un apasionante mundo en el que adentrarse a bucear. Como persona inteligente, Isaac no tardó mucho en aceptar el reto y aunamos conocimientos e inquietudes. Nuestro equipo contaba ahora con un nuevo miembro que podría ser decisivo para ayudar a nuestros pacientes con insomnio.

Isaac se puso manos a la obra y, *voilà*, sacó de su chistera de terapeuta del alma y poeta de la vida la nueva herramienta que durante años habíamos necesitado para ayudar a nuestros queridos pacientes a dormir mejor: el Programa de Autocompasión y *Mindfulness* para el Descanso (PAM-D). Y él mismo ha aceptado hablarnos de él en este libro.

Compasión y *mindfulness* contra el insomnio, *por Isaac Palomares*

Las personas con insomnio suelen tener un alto nivel de control y también de exigencia. Por eso, una de las grandes dificultades que tienen es el enfado que les provoca no poder conciliar el sueño. Pero el sueño no es algo que se pueda inducir por obligación, así que cuanto más se exigen estos pacientes, más alerta se ponen. Y esto los lleva a un estado de rumiación, indefensión y exigencia para conciliarlo. Aun así, toda moneda tiene dos caras, y hay algo que juega a favor de las personas exigentes: que presentan un buen grado de compromiso.

Por eso, decidimos poner en marcha un programa especialmente diseñado para ellas. Lo llamamos Programa de Autocompasión y Mindfulness para el Descanso (PAM-D). Se trata de un programa de ocho semanas de duración que solo funciona si eres constante y te comprometes a seguir las instrucciones de forma disciplinada, y eso es algo que las personas exigentes hacen muy bien.

En 2018, cuando nos planteamos poner en marcha el programa, creíamos que la autocompasión y el *mindfulness* pueden reducir la rumiación, la indefensión y la exigencia que sienten muchas personas insomnes, pero esto no se había probado clínicamente: era solo una hipótesis. Así que lo primero que hicimos fue llevar a cabo un estudio piloto para probar sus beneficios, con un grupo experimental de 21 participantes y un grupo control de 16. Los resultados obtenidos en el estudio piloto fueron mejores de lo que esperábamos. Mientras que en el grupo control no hubo cambios significativos, sí los hubo en el grupo experimental. También registramos una disminución de la ansiedad y el insomnio y un aumento de la autocompasión.

Después de conseguir estas conclusiones tan positivas, decidimos implementar el programa en nuestra unidad de medicina del sueño. Y, hasta ahora, los resultados son muy prometedores. Incluso una de las participantes que inició el programa con una tensión arterial elevada lo acabó con una tensión equilibrada. En definitiva, hemos comprobado que los beneficios de la autocompasión no son una creencia mística o espiritual, sino que tienen una base científica que nos confirma la gran aportación que este estado de amabilidad puede hacer en nuestra vida…, empezando por mejorar nuestro sueño.

De la exigencia a la ternura

¿Te has fijado en cómo los bebés descansan en el regazo de sus cuidadores? ¿En cómo relajan todo su cuerpo y sienten la confianza plena del cuidado? El descanso es tierno, es un acto de autocuidado, de protección, de amor hacia uno mismo. Al descanso le pasa como a la comida: es muy difícil que alguien se ame si se alimenta mal, si maltrata su cuerpo. Uno de los síntomas del estado de crueldad interno es la falta de descanso, mientras que uno de los factores para poder vivir en estado de ternura es haber descansado.

Entrar en un estado de ternura provocado por la compasión te puede ayudar a estar preparado para cuando el sueño aparezca. Esto es tremendamente difícil para las personas exigentes. Este tipo de personalidad suele ser proactiva e intenta solucionar las dificultades con las que se encuentra. Si sabe lo que tiene que hacer o cambiar, se pone manos a la obra y actúa; así, si no puede dormir, se pone a buscar recursos y herramientas para conseguirlo. En ocasiones, han leído sobre higiene del sueño y empiezan a aplicarla de forma inflexible, lo que provoca que la apliquen mal: se van a dormir siempre a la misma hora o hacen un ritual previo a ir a dormir para relajarse que las pone más nerviosas. Sin embargo, la fuerza de voluntad sirve para ponerte a dieta o hacer deporte, pero no para dormir. La estrategia que han usado durante toda su vida, ante esta dificultad, no solo no las ayuda, sino que, paradójicamente, las perjudica.

Además, durante la somnolencia de la noche (ese momento en que nos estamos quedando dormidos), no es posible razonar. El cerebro no se duerme de golpe, sino que va silenciando algunas áreas hasta acabar con la conciencia. La primera área que se desconecta al tumbarte en la cama es el lóbulo prefrontal, el encargado de la razón y la toma de decisiones. Tú puedes estar despierto, pero tu razón ya duerme, así que actúas de forma irracional. Es bien conocido entre los profesionales de la medicina del sueño que más vale no pretender tomar decisiones cuando la razón ya se ha ido a dormir. Solo te toca esperar a que la conciencia, poco a poco, se vaya desvaneciendo.

Como ese estado de «pasividad» no va con ellos, estos pacientes exigentes empiezan a exigirse dormir. Para ello, desarrollan rituales pesados que no suelen dar frutos, y acaban obsesionándose con el sueño y empobreciendo su vida, que acaba girando alrededor de si esa noche van a poder dormir o no. Eso genera más presión, que a su vez los lleva a más exigencia, que a su vez los conduce a dormir menos y a presionarse más. Así pueden entrar en un bucle del que es muy difícil salir sin ayuda profesional. Es como si hubieran perdido la capacidad de caer en el sueño. Es en esos momentos cuando lo más inteligente es hacer ejercicios de autocompasión o *mindfulness*.

Problemas con la quietud

Dice la periodista Arianna Huffington que el problema con el insomnio es un problema con la quietud. Es una afirmación tan profunda y tan cargada de verdad en relación con lo que vemos en consulta que, aún sin datos, se puede hipotetizar que es el problema de la mayoría de las personas que sufre insomnio, ya que es una dificultad muy presente en la sociedad de hoy. Y aquí es donde la autocompasión te puede ayudar, ya que es el trabajo con la ternura, el cuidado, el descanso, el encuentro íntimo contigo.

Si tienes problemas de insomnio, quizá debas plantearte que tienes problemas sobre cómo estás viviendo la vida. La tensión con la que vives y la sensación de falta de tiempo no es más que una actitud para evitar la quietud. Te asaltan todas las preocupaciones y empiezas a tener problemas para dormir. Después de varios días, los problemas que te asaltaban ya no son tan importantes como la preocupación por dormir: este se convierte en el principal problema al que entregas tu quietud. Otras veces, no son los problemas los que te roban el sueño, sino el entusiasmo. Estás excitado e ilusionado pensando en tus proyectos y te dan las 3 de la madrugada. La excitación está sumamente presente en ti.

El problema es que, en la era de las soluciones rápidas, la gente llega a la consulta para trabajar el insomnio y, en ocasiones, solo quiere la receta de un fármaco hipnótico. Pero si realmente quieres acabar con tus problemas de sueño, vas a tener que cambiar tu vida. Recuerda que durante la noche preparas tu día y durante el día preparas tu noche. No puedes parar un coche que está en la quinta marcha y, si has vivido tu día en la quinta marcha, no vas a poder descansar. Así que no tienes un problema con el sueño, tienes un problema con la vigilia. Necesitas empezar a jugar con el embrague de tu vida. Usa el resto de las marchas y tu trayecto será más placentero. Por la tarde, ve reduciendo velocidad hasta que, al anochecer, solo tengas que quitar la primera marcha y llegar a punto muerto.

Por eso, poner en marcha la autocompasión es absolutamente imprescindible para aquellas personas que tienen insomnio. Aprender a vivir en el estado de ternura te va a permitir descansar.

Encuentros con uno mismo en mitad de la noche

Algunas personas compasivas, cuando se despiertan por la noche, aprovechan para hacer ejercicios de compasión o *mindfulness*. No puedes provocar conscientemente el sueño, pero puedes, conscientemente, elegir usar los ratos en que te despiertas para hacer estos ejercicios que son reparadores. Si te acostumbras a incorporarlos, en vez de enfadarte contigo mismo, descansarás. En la intimidad de la noche, a oscuras, tendrás espacio para encontrarte contigo mismo.

De hecho, antes de que hubiera luz en los hogares, era habitual que el sueño fuera fragmentado. La gente se despertaba por la noche y eso no era un problema: aprovechaba para leer, rezar, reflexionar sobre sus cosas o incluso tener sexo. Ahora, con la luz a un clic, la gente la enciende. Eso es un error. Si te despiertas, mantente a oscuras, vete al salón y empieza tu ritual de autocompasión. Aprovecha la intimidad del silencio y la oscuridad de la noche para ello. Si empiezas a utilizar estos despertares como un espacio para profundizar en tu descanso, poco a poco los verás de una forma más amable y el insomnio dejará de ser un problema y pasará a ser tu aliado. Ese es el objetivo del trabajo con la autocompasión.

Entrenar la autocompasión

Muchos pacientes confunden autocompasión con sentir lástima por uno mismo o con tener una especie de complacencia. Pero la compasión no tiene nada que ver con esto, sino que es algo que va un paso más allá de la empatía. Con la empatía sientes lo que está sintiendo la otra persona; en la compasión sientes empatía mientras estás centrado y buscas alguna manera de ayudarla a aliviar su sufrimiento. Por lo tanto, la autocompasión consiste en comprenderte a ti mismo y a la vez querer reducir tu sufrimiento.

Antes de entrar en materia sobre el trabajo con la autocompasión, déjame hacer una advertencia. Los ejercicios de autocompasión o *mindfulness* no son pastillas hipnóticas de uso puntual. Hay quien cree que, si se siente nervioso, haciendo un ejercicio de relajación o meditación se sentirá mejor. Esto es como pensar que, después de hacer abdominales, se te va a marcar la tablet. Es posible que ese ejercicio te ayude, pero para que esto suceda debes estar entrenado. Los ejercicios de *mindfulness* o autocompasión funcionan dentro de un programa; si abandonas el programa, dejarás de sentir sus efectos. Si vuelves a sentirte abrumado por la tensión y repites puntualmente el ejercicio, verás que no te servirá tanto como antes. Hay que retomar el programa para que, al cabo de unos días o unas semanas, puedas volver a sentir mayor presencia y compasión y de nuevo recuperes el estado de quietud interno.

A pesar de sentir un respeto profundo por las tradiciones espirituales en las que se basan estos ejercicios, podemos hablar de ellas con la metáfora del entrenamiento. Siguiendo con el ejemplo de las abdominales, ¿imaginas estarlas trabajando y, en el momento en que se marcan, dejar de hacer los ejercicios? ¿Qué pasará? Que pronto se volverán a cubrir de grasa o perderán volumen. Nadie piensa que, si un día aislado vuelve a hacer los ejercicios, tendrá los abdominales marcados de nuevo. Pues ocurre lo mismo con el entrenamiento emocional: para vivir en un estado de amabilidad interna, debes cambiar todo tu estilo de vida.

Kristin Neff, una de las principales investigadoras sobre compasión, describe los tres componentes que definen la autocompasión: el *mindfulness*, la amabilidad y la humanidad compartida. Vamos a verlos.

Mindfulness

El *mindfulness* es la capacidad de estar presente con aquello que estás haciendo, lo que se ha popularizado como «estar en el momento presente». Para desarrollar la compasión es necesario tomar distancia de los pensamientos y no enredarse en ellos, y para eso es importante estar presente en lo que está sucediendo aquí y ahora.

No es una práctica sencilla y no es suficiente con tomar la decisión de hacerlo. Es necesario entrenarlo. Para esto están las prácticas formales de *mindfulness* (fáciles de encontrar en muchos libros o en YouTube, por ejemplo), como la de prestar atención a la respiración. En esta práctica, la mente tenderá a enredarse con pensamientos. No pasa nada, volvemos a centrarla en la respiración y el momento presente de forma amable. Algunas personas exigentes se enfadan consigo mismas al descubrir que la mente se va continuamente. Si te ocurre, observa el enfado como un pensamiento más y vuelve a poner atención al presente. Te animo a que empieces con cinco minutos diarios de atención a la respiración —o tres, si te es muy difícil— y vayas ampliando cada semana cinco minutos más hasta llegar a veinte.

Amabilidad

La compasión nos ayuda a liberarnos del sufrimiento. Movilizarnos para que eso ocurra sería una actitud compasiva. Los budistas usan otro concepto precioso para referirse a la idea de querer el bien a la otra persona: el amor bondadoso, al que Kristin Neff llama amabilidad. Se trata de una actitud afable y de cariño hacia otra persona o hacia alguna circunstancia que estás viviendo. En la autocompasión, ese es el tono con el que te diriges a ti mismo. No te riñes ni te peleas contigo mismo y, si lo haces, al darte cuenta buscas la manera amable de cambiar la actitud. Es importante que también tengas en cuenta el tono que utilizas para dirigirte a ti. Algunos estudios explican que el tono de voz interno que usas para hablarte influye más que aquello que te dices.

Ser amable no solo es decirte cosas que te hagan sentir bien, sino decirlas con una actitud cariñosa y con voluntad de querer lo mejor para ti. Es ser esa madre o padre que te mira con cariño y te ayuda a mejorar con refuerzo positivo. Lo opuesto a esto, según Neff, es el juicio: tratarte con desprecio, criticarte continuamente, considerar que debes hacer las cosas de otra manera.

Humanidad compartida

La autocompasión no es algo que aparezca en el individuo solitario. La compasión aparece en la relación con los demás y la autocompasión es un derivado de esta. En las prácticas presenciales que hacemos en el PAM-D, muchos participantes destacan lo importante que es para ellos encontrarse con otras personas en situaciones similares. Los grupos de ayuda mutua son muy populares en los países anglosajones y cada vez están más instaurados en el nuestro. Lo que une a los participantes es compartir situaciones parecidas, de modo que encuentran compañía y comprensión. Eso no cura, pero alivia. En muchas ocasiones, el insomne siente la incomprensión de un entorno que duerme bien. Despierto en la soledad de la noche, se encuentra más aislado que nunca. Hacer alusión a la humanidad compartida es aludir a eso que nos trasciende, a una parte que va más allá de ti mismo. Lo opuesto, según Neff, es el aislamiento. Cuanto más aislada se sienta una persona, más dolor va a sentir.

Como has visto, la compasión no es algo que se tiene o no, sino una cualidad humana que florece dentro de nosotros si la cultivamos con suficiente paciencia y dedicación. Es el antídoto a la exigencia que tanto afecta a los insomnes.

Los tres sistemas de activación

Otro de los grandes investigadores de la autocompasión es Paul Gilbert, que desarrolló una teoría sobre tres modos de movernos en función de las neurohormonas que se ponen en circulación: el sistema de lucha/huida, el sistema de logro y el sistema de seguridad.

El sistema lucha/huida

Este es un modo dirigido por dos neurohormonas: la *adrenalina* y la *noradrenalina*, y se pone en marcha en una situación de estrés puntual o prolongado, cuando sentimos que estamos frente a un desafío más grande que nuestras posibilidades de afrontarlo. Muchas personas viven en este estado de alerta continua. Es muy difícil descansar si tienes la sensación de que en cualquier momento puede suceder algo terrible. Y si llevas mucho tiempo sin poder dormir, es posible que acabes desarrollando este estado de hiperactivación al acercarse la noche. A nosotros nos gusta llamarlo coloquialmente «el guerrero asustado», ya que hace vivir en guardia, como dispuesto a librar cualquier batalla. Este sistema de activación es muy bueno cuando existe un peligro real o un desafío que resolver, pero vivir en él dificulta en gran medida el bienestar.

El sistema logro

Seguro que en muchos momentos has experimentado una gran sensación de alegría por conseguir algo. En ese momento, hay una inyección importante de una neurohormona, la dopamina, en tu cerebro. Es muy agradable conseguir lo que te has propuesto, tanto que genera cierta adicción. A este estado nos gusta llamarlo «el caprichoso interno», ya que consiste en una actitud de inconformismo con lo que hay acompañada de adicción a la competición, la ambición y las metas. Vivir en este estado es maravilloso para conseguir cosas, pero es incompatible con el descanso y la quietud. Las personas ubicadas en este modo tienen dificultad en dormir por un exceso de excitación por aquellas cosas que planifican hacer.

El sistema seguridad

El modo seguridad está protagonizado por la neurohormona oxitocina. Esta sustancia, que liberan las mujeres en el parto, es también lo que nos mantiene unidos como humanos. El vínculo y todo lo que tiene que ver con el encuentro con las personas que nos aportan seguridad nos ayuda a segregar oxitocina: abrazos, contacto físico, orgasmos, el *mindfulness* y otras prácticas de meditación... En este modo de activación, nos sentimos tranquilos, estamos atentos a lo que está sucediendo en ese momento, nos abrimos a las relaciones sociales y, lo más importante, sentimos calma y seguridad. Es algo parecido a estar en brazos de unos padres amorosos y cuidadores, sintiendo que todo cuanto acontece está bien.

Los tres estados son necesarios si se dan en su momento oportuno. Es importante actuar desde la lucha/huida cuando aparece un problema o desafío, proponerte metas desde el sistema de logro y vivir en un clima de calma, placer y seguridad que te facilite, entre otras cosas, dormirte por las noches. En ocasiones, hay personas con mucha dificultad para desarrollar el sistema de seguridad. En ese sentido, un trabajo más profundo con la compasión te puede ayudar a desarrollar un estado más positivo con la ternura interna, que terminará llevándote a un sueño saludable.

Los 10 tipos de cansancio

Muchas personas, cuando llegan a la cama por la noche, no están preparadas para un buen descanso fisiológico.

A lo largo del día se han sentido cansadas, pero no han observado qué tipo de cansancio tenían ni lo han compensado adecuadamente. Mucha gente entiende el cansancio y el descanso como un concepto único: estás cansado o descansado, no hay más. Pero es mucho más complejo. Me gustaría animarte a que la próxima vez que te sientas cansado te observes.

Imagina que has tenido una jornada laboral muy difícil. Trabajas en una oficina y has estado todo el día atendiendo llamadas importantes que te han dejado extenuado. Desde una silla, has realizado operaciones muy importantes que requerían mucha atención y te han generado una gran tensión. Llegas a casa completamente agotado.

Imagina ahora que has tenido una jornada laboral muy difícil también. Pero trabajas en la construcción, es invierno y te ha tocado levantar paredes. Tienes las manos agrietadas por el frío y el trabajo. Has ido de un lado hacia otro todo el día. Y también llegas a casa completamente agotado.

En los dos supuestos anteriores, habrá cansancio. Estas dos personas necesitarán descanso. Pero ¿es el mismo tipo de descanso? En el primer ejemplo, la persona llegará a casa cognitivamente agotada, pero con su cuerpo casi sin usar, mientras que en el segundo su cuerpo estará agotado, pero es posible que su mente haya estado poco activa. Por tanto, el cansancio no es algo único. Necesitas hacer un parón, pero el mismo parón no sirve siempre para todos los casos.

En la teoría de los 10 tipos de cansancio, cada tipo de cansancio tiene un descanso correspondiente:

- Cansancio fisiológico: duerme.
- Cansancio físico: descansa.
- Cansancio intelectual: practica actividad física.
- Cansancio de actividades: abúrrete.
- Cansancio social: busca la soledad.
- Cansancio por saturación: practica *mindfulness*.
- Cansancio de luz: busca la oscuridad.
- Cansancio de rutina: diviértete.
- Cansancio de ti: sé altruista.
- Cansancio por enfermedad: realiza actividad moderada.

Te animo a que te observes para descubrir qué tipo de cansancio sientes en cada momento.

Paso a paso para vencer al insomnio desde la autoobservación

Si padeces insomnio, hazte las siguientes preguntas:

1. *¿Estás siguiendo las pautas básicas de higiene del sueño que se explican en el capítulo 2?* Recuerda seguirlas de la forma más adecuada posible y sin obsesionarte con ejecutarlas a la perfección.
2. *Cuando no puedes dormir, ¿intentas recuperar el sueño en otro momento?* No intentes recuperar el sueño de una mala noche durante las horas de luz del día siguiente. En lugar de eso, ve a dormir a la hora que tengas sueño, siempre que no sea antes de la habitual. Intentar recuperar el sueño es como picar entre horas y exigirte tener hambre a la hora de cenar. Aplica la técnica de restricción del sueño.
3. *¿Ha cambiado mucho tu vida desde que tienes insomnio?* ¿Has dejado de quedar con amigos o salir a cenar fuera? Intenta mantener tus actividades: es mejor saltarte las rutinas de vez en cuando que tener una vida monótona que gire alrededor del sueño. Perder alegría te dificultará el descanso.
4. *¿Vas a dormir descansado?* Observa qué tipo de cansancio sientes y qué parte de ti necesita descansar antes de ir a dormir.
5. *Si a pesar de todo esto, sigues sin dormir bien, pregúntate cómo está la exigencia en tu día a día.* ¿Quieres reducirla? Empieza con la práctica de *mindfulness* y autocompasión.

Que no se te olvide...

- El insomnio tiene una doble repercusión en la persona que lo sufre. Por una parte, noches interminables, en las que la desesperación va creciendo. Por otra, importantes consecuencias diurnas: somnolencia, irritabilidad, problemas de concentración y de rendimiento laboral, bajo ánimo, entre otras.
- El sueño va empeorando a medida que envejecemos: se hace más superficial, son más frecuentes los despertares y se reduce el tiempo total que dormimos.
- Los eventos traumáticos del pasado pueden influir en el sueño.
- A veces el origen del insomnio lo provocan una mala relación familiar, un trabajo que no nos realiza o unas rutinas inadecuadas enmarcadas en una vida sedentaria.
- Se ha demostrado que la meditación y el *mindfulness* son herramientas para mejorar el sueño.
- Existe la falsa creencia, muy arraigada, de que, como las plantas medicinales se venden sin receta médica, carecen de riesgos.
- Si tu problema de insomnio es frecuente y se alarga en el tiempo, debes consultarlo con un especialista.
- Nunca debes automedicarte.

- Los fármacos hipnóticos no son ni buenos ni malos: sencillamente son necesarios o innecesarios, y se han de utilizar siempre bajo control médico y de la forma correcta.

- La fuerza de voluntad sirve para ponerte a dieta o hacer deporte, pero no para dormir.

- Si realmente quieres acabar con tus problemas de sueño, vas a tener que cambiar tu vida.

- Si quieres tener un sueño reparador, vete a dormir descansado.

6
EL SÍNDROME DE PIERNAS INQUIETAS

Hacía mucho tiempo que María había perdido la esperanza de dormir bien. A sus veintisiete años, ya no recordaba cuándo había sido la última vez que había dormido una noche entera. De hecho, ya desde niña tenía problemas para dormir. En la adolescencia sus problemas para conciliar el sueño fueron todavía mayores. Por las noches, después de cenar, tenía que salir a caminar; suerte que tenía a Nuca, su pastor alemán. Juntas paseaban durante largos periodos, y aquellos paseos eran un bálsamo para las desagradables molestias que aparecían en las piernas de María, una sensación difícil de describir, pero que le impedía sentarse tranquilamente a leer, charlar con su familia o incluso ponerse a estudiar en la época de exámenes, con lo bien que le hubiese ido aprovechar aquellas horas.

Cuando veía al resto de la familia descansando en el sofá, se moría de envidia, a la vez que se sentía incomprendida. «¿Por qué no te sientas y paras de moverte un rato, María? —le decía su padre—. Siempre estás igual, eres como tu abuela, que no era capaz de estarse quieta.»

Al parecer, su abuela paterna siempre había dormido mal. Pasaba las noches paseando por casa, trasteando en la cocina o haciendo cualquier otra cosa con tal de no estar sentada en el sofá o tumbada en la cama. Solía acostarse sobre las 4 de la mañana y dormía muy pocas horas, ya que se levantaba junto al resto de la familia para empezar el día. Pero no lo hacía por voluntad propia: de buena gana se habría quedado en la cama hasta media mañana. La vida de la abuela de María había sido un verdadero suplicio: falta de sueño crónica, trastornos del estado de ánimo y depresiones recurrentes. Casi nunca había podido trabajar fuera de casa, ya que no pudo terminar los estudios, y en los trabajos que consiguió, no había durado mucho, ya que la falta de sueño provoca falta de rendimiento y repetidas faltas de puntualidad por quedarse dormida.

Nadie había comprendido a la abuela de María. Tenía fama de ser muy nerviosa, de no saber estarse quieta, siempre moviéndose, sin parar un instante, ni siquiera en los momentos en los que el resto de la familia, después de cenar, se sentaba a descansar. Ella siempre seguía haciendo cosas. Cuántas veces tuvo que escuchar: «¿Quieres parar de una vez?». Ella no sabía muy bien qué le sucedía. «Serán los nervios», pensaba.

Había ido a varios especialistas por sus problemas de sueño y del estado de ánimo. Le habían recetado fármacos para dormir y para la depresión, que hacían escaso efecto, por lo que iba aumentando las dosis sin conseguir mejoras significativas. Eso la llevó a tener una vida de enfermedad, de abuso de fármacos, de incomprensión, de largas y angustiosas noches en vela. A los sesenta y siete años, la abuela de María tuvo los primeros síntomas de demencia, una enfermedad con la que ella y su familia tuvieron que convivir durante diez años, hasta su fallecimiento.

A María la aterraba seguir los pasos de su abuela. Por suerte, ella había podido terminar los estudios universitarios, porque encontró una facultad con horarios de tarde. De esta manera, había podido adaptar sus tardíos horarios de sueño a sus obligaciones académicas. Iba a clase por la tarde, cenaba y después intentaba estudiar. Tenía que hacerlo de una forma un poco peculiar, caminando por la habitación o por el pasillo. En *los días buenos*, en los que no le molestaban las piernas, tenía la suerte de aguantar algunos ratos sentada, pero cuando llevaba más de una hora sin levantarse, la sensación de inquietud aparecía y la obligaba a caminar durante unos minutos. Si se masajeaba las piernas o se daba una ducha, los síntomas también mejoraban, pero cuando se volvía a sentar, la intranquilidad y la necesidad de levantarse volvían a aparecer.

Estaba así hasta las 4 o las 5 de la mañana, cuando como por arte de magia las piernas dejaban de molestarle, o por lo menos la intensidad de la inquietud bajaba y le permitía conciliar el sueño. Entonces dormía hasta las 12 del mediodía; por suerte en casa nadie la molestaba por las mañanas, y a ella no le importaba tener esos horarios nocturnos, ya que al menos podía dormir unas cuantas horas, aunque la calidad de su sueño no era buena. Nunca se levantaba plenamente descansada y le costaba mucho empezar el día. Sentía que iba al revés del mundo, pero este era un mal menor.

Tras acabar los estudios con mucho esfuerzo —tardó dos años más que sus compañeros—, el problema fue encontrar empleo. Encontrar un trabajo que empezase al mediodía parecía misión imposible. Sabía que, si fuese capaz de llevar unos horarios más normales de sueño, sus posibilidades laborales aumentarían. También en el ámbito familiar y social estos horarios la estaban limitando mucho. Pero ¿qué otra cosa podía hacer? Era incapaz de dormir como los demás.

En ocasiones había pensado en ir al médico para ver si podían ayudarla, pero entonces recordaba la historia de su abuela, con una vida llena de depresiones y fármacos. No quería terminar como ella, le daba miedo tener que empezar a tomar *pastillas*, tenía que haber otra solución. María ya se había informado de las medidas de higiene del sueño y las seguía, llevaba una vida sana y equilibrada, con ejercicio casi diario y una nutrición variada. Evitaba el café y el alcohol y no utilizaba aparatos digitales desde la hora de la cena, incluido el móvil.

Incluso había intentado hacer psicoterapia en un par de ocasiones, pero los dos terapeutas a los que había acudido habían coincidido: no tenía ningún trastorno del estado de ánimo, ni síntomas de ansiedad evidentes, ni mucho menos ningún trastorno de personalidad. Le habían aconsejado técnicas de relajación y psicología contemplativa. Y lo aplicó: desde hacía dos años practicaba meditación a diario. Sin duda, la meditación la ayudaba a encontrarse mejor y a tener una vida más plena, pero las noches seguían siendo una pesadilla. Era imposible dormir o realizar cualquier actividad sedentaria desde las nueve hasta bien entrada la noche. Los paseos, los masajes y tener que moverse continuamente eran una constante en su día a día. Por suerte algunas noches la inquietud no era tan intensa y tenía la oportunidad de ver una película o leer un rato sin prácticamente tener que levantarse. En esas noches, bastaba con mover un poco las piernas, cambiar de posición, colocar un cojín entre las rodillas o apretarlas contra el sofá y así conseguía acabar la película o el capítulo del libro. Eran unas noches maravillosas.

Así iba sobreviviendo, resignada a convivir con unas piernas que no querían estar quietas, que necesitaban moverse para estar tranquilas. Hasta que una noche, en un programa de radio —su compañera nocturna—, describieron exactamente lo que le sucedía. Todos aquellos molestos síntomas con los que llevaba conviviendo cerca de dos décadas tenían un nombre. Aquello también les sucedía a otras personas, y lo que era más milagroso todavía: podía tratarse de forma muy eficaz y transformar la vida de las personas que lo sufrían.

No podía creérselo, la emoción era indescriptible. Estaba tan nerviosa que esa noche no pudo conciliar el sueño, ni siquiera a sus tardías horas habituales. Saltándose todas las normas de higiene del sueño, que solía respetar de forma meticulosa, María se lanzó a la búsqueda de información.

Tecleó en el buscador: «síndrome de piernas inquietas». La excitación era cada vez mayor. ¡Realmente existía dicho síndrome! ¡Ni ella era un bicho raro, ni su pobre abuela tampoco! El testimonio de algunos pacientes era muy esperanzador: desde que habían sido diagnosticados y tratados, sus vidas habían cambiado drásticamente. Algunos sentían que habían vuelto a nacer.

Así fue como María acabó pidiendo cita en nuestra consulta. Buscó dónde podían ayudarla a mejorar su problema y vino a verme.

Todo lo que se desvela en la sala de espera

El día de su primera visita en nuestra clínica, salí a buscarla a la sala de espera, como suelo hacer con todos los pacientes. Como ya he dicho, la sala de espera es una fuente infinita de información médica, diría que toda buena anamnesis empieza allí (la anamnesis es la información que recopila sobre ti un profesional de la salud cuando te hace una entrevista). Y de todos los pacientes con patología del sueño que acuden a cualquier consulta de medicina del sueño, el que suele ofrecer mayor información ya a primera vista es el paciente que tiene un síndrome de piernas inquietas. Ya puedes imaginar por qué, ¿verdad? En las salas de espera —o *desespera*— de las consultas médicas, lo habitual es esperar sentado, pero si tienes un síndrome de piernas inquietas, estar quieto durante un periodo prolongado puede ser una tarea difícil. Cuanto mayor es el tiempo de inactividad, más posibilidades hay de que aparezcan los síntomas de inquietud y necesidad de moverse, que suelen manifestarse en las piernas, pero que en ocasiones también aparecen en otras partes del cuerpo.

Pues bien, cuando salí a buscar a María, no estaba en la sala de espera. Podía haber ido al baño, podía ser una paciente sobrecargada de tareas que aprovechaba la espera para hacer llamadas en el pasillo o, quién sabe, quizá era una de esas pacientes que caminan arriba y abajo como si el suelo quemase. Efectivamente, allí estaba María, en el otro extremo del pasillo, caminando de vuelta hacia la consulta, con una media sonrisa y cierta cara de alivio gracias al movimiento.

Le di los buenos días y entramos en la consulta. Entonces le ofrecí sentarse, aunque en realidad estaba continuando mi anamnesis visual. Ella miró la silla y, poco convencida, tomó asiento, no sin antes retirarla de la mesa lo suficiente para permitirse más de un metro de movilidad y evitar sentirse encajonada.

Apenas habíamos mediado palabra y el diagnóstico estaba prácticamente hecho: había pocas dudas de que María sufría síndrome de piernas inquietas. Ahora tocaba ponerle apellidos: conocer la intensidad, la frecuencia, el tiempo de evolución, cómo afectaba a su calidad de vida y a su sueño, posibles comorbilidades con otras patologías del sueño y, lo más importante, transmitir a María que, como terapeuta, yo conocía bien lo que le sucedía, que el tiempo de incomprensión había terminado y que esos síntomas que llevaban años condicionando su vida y que habían alterado sus relaciones familiares y sociales, sus estudios y sus posibilidades laborales, eran algo relativamente frecuente. Esos síntomas tenían un nombre, constituían un síndrome y otras muchas personas los sufrían. En definitiva, había un diagnóstico y, para mayor alegría y tranquilidad, unas altas posibilidades de tratamiento sintomático. Eso podría transformar su calidad de vida y permitirle, por fin, después de tantos años, dormir a pierna suelta en unos horarios normales.

El rostro de María, como suele suceder en los pacientes que sufren piernas inquietas, iba relajándose conforme avanzaba la entrevista. Una ligera sonrisa iba dibujándose a medida que entendía que los síntomas que tanto la habían condicionado durante casi toda su vida muy probablemente tenían los días contados.

Seguramente una de las cosas que más nos preocupan cuando estamos enfermos, además de la gravedad del pronóstico, es conocer la naturaleza de nuestras dolencias. En el caso del síndrome de piernas inquietas, el paso de los años sin saber que lo que sucede tiene un nombre y que se puede tratar, puede llegar a ser tremendamente desesperante. Muchos pacientes con piernas inquietas, a fuerza de escuchárselo decir a la gente que las rodea, llegan a creer que son personas ansiosas y que su problema está asociado a un trastorno emocional. Por desgracia, estos pacientes han sufrido incomprensión incluso por parte de muchos profesionales de la salud. El síndrome de piernas inquietas ha sido un gran desconocido y, a fecha de hoy, bien entrado el siglo XXI, todavía lo es. Hace veinte años, éramos muy pocos los especialistas que conocíamos que esta sintomatología tenía un nombre, un diagnóstico y opciones de tratamiento. En consecuencia, los pacientes pasaban décadas conviviendo con unos síntomas que arruinaban su calidad de vida y hacían eternas sus noches.

Además del caso de María, también recordaré siempre el caso de Mercedes, que conocí a sus ochenta años. Ella había tenido inquietud en las piernas y necesidad de moverse desde bien pequeña. Convivió toda la vida con la etiqueta de no saber estarse quieta. Acudió a la consulta por un trastorno de insomnio crónico de más de cuarenta años de evolución, tratado con benzodiacepinas (ansiolíticos) desde hacía más de veinte años. Cuando le expliqué que tenía un síndrome de piernas inquietas, que su insomnio era secundario a él y que teníamos muchas probabilidades de solucionarlo, sus ojos se inundaron de lágrimas. Por más apuro que le daba, no pudo impedirlo y rompió a llorar. Después de tantos años de incomprensión, sabía que lo que le pasaba era real, que no se inventaba nada. Y no solo eso: por fin, y nunca es tarde, tenía delante la solución.

Volviendo al caso de María, efectivamente, los síntomas que tanto condicionaban sus noches y sus días tuvieron los días contados. El diagnóstico del síndrome de piernas inquietas es clínico, es decir, se realiza por los síntomas que refiere el paciente, pero para llegar a un diagnóstico más completo se pueden realizar varias pruebas sencillas.

Por un lado, realizamos una polisomnografía; durante el registro de una noche de sueño pudimos ver que no conseguía conciliar el sueño hasta las 4 de la madrugada y que sus piernas, durante todo ese periodo, no dejaban de moverse. Una vez consiguió conciliar el sueño, este fue muy fragmentado, con frecuentes despertares y sueño superficial, causado en gran medida por pequeñas sacudidas de los músculos de sus piernas mientras dormía.

Realizamos también una analítica sanguínea para conocer el estado de los depósitos de hierro de María. Se desconocen las causas del síndrome de piernas inquietas, pero sabemos que implica diversos neurotransmisores —principalmente, la dopamina— y que la carencia de hierro, necesario para su síntesis, tiene que ver con su causa. Parece ser que existe un posible déficit de este elemento a nivel cerebral, concretamente en áreas cerebrales relacionadas con la dopamina. El suplemento con hierro, en muchas ocasiones, mejora la sintomatología. En el caso de María, el tratamiento con hierro, vitaminas y un antioxidante fue suficiente para eliminar sus síntomas por completo tras unas semanas de tratamiento. Las primeras frases que me dijo María en la visita de control fueron claramente definitorias del desenlace: «Javier, he vuelto a nacer. ¡Millones de gracias!».

El resultado del tratamiento no siempre es tan espectacular. En muchas ocasiones es necesario utilizar fármacos para el tratamiento de los síntomas, pero el manejo de estos suele ser sencillo, con escasos o nulos efectos adversos. Si bien aún no existe tratamiento curativo (es decir, definitivo) para el síndrome de las piernas inquietas, el tratamiento de los síntomas suele implicar una gran mejora de la calidad del sueño, la calidad de vida y la salud de los pacientes afectados. Es, sin duda, una de las patologías del sueño más agradecidas de tratar y observar los resultados supone casi siempre un tremendo estímulo para los afortunados que nos dedicamos a este maravilloso campo de la medicina del sueño.

Por desgracia, a fecha de hoy, aunque se han conseguido grandes avances en el conocimiento de este síndrome, todavía quedan muchos pacientes sin diagnosticar y sin recibir un tratamiento que podría, como en el caso de María, cambiar sus vidas para siempre. Si sufres estos síntomas o conoces a alguien que pueda tenerlos, no dudes en explicarle todo lo que acabas de aprender y buscad ayuda. Sin duda la persona afectada te estará eternamente agradecida.

Que no se te olvide...

- De todos los pacientes con patología del sueño que acuden a una consulta de medicina del sueño, el que suele ofrecer mayor información ya a primera vista es el paciente que tiene un síndrome de piernas inquietas.

- En el caso del síndrome de piernas inquietas, el paso de los años sin saber que lo que sucede tiene un nombre y que se puede tratar puede llegar a ser tremendamente desesperante.

- Si bien aún no existe un tratamiento curativo definitivo para el síndrome de las piernas inquietas, el tratamiento de los síntomas suele implicar una gran mejora de la calidad del sueño, la calidad de vida y la salud de los pacientes afectados.

7
RONQUIDO Y APNEA OBSTRUCTIVA DEL SUEÑO

La máquina diabólica... de roncar

Termina la cena familiar, toca relajarse después de un día de trabajo intenso. Fran se deja caer en el sillón; por fin ha llegado el momento de desconectar y de olvidarse de los problemas y del ajetreo del día. Pilar también está cansada de un intenso día que parecía no acabar nunca; ahora ya puede acomodarse en el sofá a leer a su escritor favorito. Desde luego, esta última novela supera a las anteriores, no puede esperar más para retomar la lectura, el momento de mayor placer del día.

Pero ¡no puede ser que esté pasando de nuevo! Justo cuando Pilar abre el libro, empieza la tortura de cada noche. Parece que hayan puesto en marcha alguna máquina diabólica diseñada para desesperar: el rugido se propaga por toda la habitación, ella diría incluso que los cuadros de la pared tiemblan.

No es una máquina, ni un terremoto, ni ningún fenómeno meteorológico. Es Fran, que, de nuevo, como cada noche, ha comenzado a roncar. Pilar le da un codazo, exasperada. «¡Ya estás roncando!», le espeta con desánimo y desesperación. Fran contesta con voz adormilada: «Pero ¿qué dices?, si estoy despierto». Lucha por mantenerse despierto, pero vuelve a caer dormido irremediablemente en apenas unos segundos. La misma secuencia se repite varias veces, hasta que Fran decide irse a la cama a seguir roncando a pierna suelta. Pero el ronquido no es el peor problema. Sin saberlo, se enfrenta cada noche a horas de paradas respiratorias, fraccionamiento del sueño y falta de oxígeno.

Esta escena, que en casa de Pilar y Fran se repetía casi diariamente y que a muchos os resultará familiar, fue, sin yo saberlo, mi primer contacto con el maravilloso mundo de la medicina del sueño. Estaba ante un caso de apnea obstructiva del sueño de carácter grave. Pero ¿quién conocía esa enfermedad hace cuarenta años? Prácticamente nadie se ocupaba de ella en nuestro país.

No solo era una enfermedad desconocida, sino que además existía un concepto erróneo en torno a esa manera de dormir. Si tienes la edad suficiente, quizá recuerdes cómo se relacionaba roncar con el buen descanso. Frases como: «Qué bien duerme el abuelo, mira cómo ronca», eran de lo más habituales. Incluso puede ser que, a fecha de hoy, todavía tengáis este concepto equivocado sobre el ronquido y el sueño.

Pues bien, aunque se calcula que en torno a un 40% de la población adulta ronca (una auténtica lotería a la hora de escoger pareja), roncar no es normal. Además, el porcentaje de la población roncadora va en aumento, debido al incremento de la obesidad y el sobrepeso, factores muy ligados al ronquido y a la apnea obstructiva del sueño. Pero roncar no solo no es normal, sino que además es un signo de alarma. El ronquido, en muchas ocasiones, se acompaña de paradas respiratorias durante el sueño. Y esa apnea obstructiva del sueño es una enfermedad muy común y que puede tener importantes repercusiones para la salud y la calidad de vida.

El ronquido, ese maldito estertor

El ronquido es el sonido que se produce por la dificultad de paso del aire debido a una vía aérea superior estrecha, resultando en una vibración de los tejidos blandos de la garganta. Este estrechamiento puede encontrarse a diferentes niveles e incluso en varios niveles a la vez (nariz, velofaringe, orofaringe y otras localizaciones). Intervienen factores anatómicos, como amígdalas y úvula demasiado grandes, paladar blando caído, paladar estrecho, taponamiento nasal, lengua grande o con menor tono muscular, entre otros. Por otra parte, influyen también factores musculares. Si los músculos dilatadores de la faringe, encargados de que la vía aérea permanezca abierta, no hacen bien su función y se relajan en exceso, se producirá el estrechamiento de la vía aérea superior. Entonces, será difícil que el aire inspirado pase por la vía, los tejidos blandos vibrarán y se empezará a oír el maldito y molesto ronquido.

El ronquido sucede ya desde la primera fase de sueño superficial, la fase 1 de sueño No REM, conocida comúnmente como adormecimiento. Ya se ha iniciado el sueño, pero es un sueño muy ligero, del que podemos salir con gran facilidad y que prácticamente no somos conscientes de que se está produciendo; de hecho, podemos pensar que seguimos despiertos. De ahí, la frecuente discusión sobre si alguien estaba roncando o no, y que el roncador se defienda con el argumento de «¿Cómo voy a estar roncando, si estaba despierto?». En otras ocasiones el propio ronquido puede sacar a la persona de este inicio del sueño superficial. «Me despierto con mi propio ronquido», explican muchos pacientes en la consulta.

Existen otros factores importantes que pueden facilitar la aparición del ronquido, como fumar, el sobrepeso y la obesidad o beber alcohol, ya que el alcohol es un relajante muscular y eso favorece el colapso de la vía aérea. Lo mismo sucede con algunos fármacos que se utilizan para el insomnio y la ansiedad, como las benzodiacepinas, que pueden empeorar el ronquido y la apnea del sueño al producir relajación muscular. Dormir boca arriba también puede desencadenar o aumentar el ronquido, ya que, debido a la fuerza de la gravedad, la lengua y otras partes blandas de la vía aérea tienden a caer hacia atrás y a colapsarla. El ronquido, además, empeora con la edad, debido a la mayor flacidez de los tejidos y a la mayor hipotonía muscular (el bajo tono muscular del que hablaba antes).

Aun así, se puede roncar siendo joven, delgado, deportista y con una vida saludable sin tóxicos. Entonces hay que evaluar de dónde viene el problema, porque todas estas características hacen mucho menos probable que el ronquido se produzca.

Del desespero a la vergüenza

Si eres roncador o tienes algún roncador cerca, sabes perfectamente que el ronquido es un problema que puede limitar la vida familiar e incluso las relaciones sociales.

Las parejas de los roncadores viven, en muchas ocasiones, auténticos suplicios nocturnos. Tener toda la noche a alguien roncando a tu lado puede llegar a ser desesperante. Conseguir dormirte cuando tu pareja ya ha empezado a roncar no es sencillo, y puede ser muy difícil si tienes, además, dificultades con el sueño. Aunque no sea tu caso, tener a un roncador ruidoso en casa puede desencadenar problemas de insomnio en los que estén cerca, y no solamente en la misma cama, sino también en personas que duerman en otras habitaciones. En ocasiones, el ronquido es tan intenso que hasta los vecinos pueden llegar a sufrirlo. Conozco casos de insomnio desencadenados por un vecino roncador.

Además, si roncas, sabes perfectamente que el ronquido no solo es un problema en casa, sino que además te afecta en muchas situaciones sociales. Compartir habitación con amigos en viajes, tener citas o echar una cabezada en un avión o un tren pueden convertirse en situaciones embarazosas. A nadie le gusta ser el centro de las miradas, que sus amigos no quieran compartir habitación contigo o que los ligues tengan cara de espanto al despertarse por la mañana —y no precisamente por descubrir tu verdadero aspecto físico tras la mirada nublada por la oscuridad de la noche anterior—. Tener que evitar todas estas situaciones o ser rechazado no es plato de buen gusto.

¿De quién es el problema?

Hay que dejar muy claro que el roncador no es culpable de roncar. No se nos ocurriría culpar a alguien por tener miopía, ¿verdad? Entonces ¿por qué culpar al roncador?

Ahora bien, nadie es culpable de roncar, pero sí es responsable de buscar una solución si se le informa de que tiene ese problema. En la consulta veo muchas veces parejas desesperadas, con problemas de insomnio debido al ronquido de su compañero de cama. Les reprochan una y otra vez, y desde hace mucho tiempo, que no los dejan dormir. «El problema es tuyo, que no puedes dormir; yo no tengo ningún problema y duermo de maravilla», responden en ocasiones los roncadores. No solo me parece una falta de respeto y de empatía hacia la pareja, sino que además es una postura totalmente equivocada que perjudica a todos.

Muchos de esos roncadores que aseguran que a ellos no les pasa nada, no solo roncan, sino que además realizan paradas respiratorias mientras duermen. Las apneas hacen que su sueño sea menos reparador y, por lo tanto, la carga de somnolencia será mayor durante el día. Estas personas no son conscientes de ello durante el día, sobre todo en situaciones activas; sin embargo, esa somnolencia es más marcada en situaciones pasivas, como el momento de después de cenar, de relajarse en el sofá o de meterse en la cama. Confunde dormirse en un minuto con tener un buen sueño, pero esto no siempre es así. Dormirse muy rápido, en ocasiones, puede ser un signo de somnolencia diurna excesiva y de la existencia de un trastorno del sueño. En estos casos, no solo se debería consultar con un especialista para solucionar su problema de ronquido y para mejorar el sueño de su pareja, sino porque, como veremos más adelante, las apneas tienen serios riesgos para la salud.

Remedios curiosos… pero poco efectivos

Existe una solución más fácil y económica que cambiar de casa, que cambiar de pareja, que tener que cambiar de habitación para dormir o que romperse la espalda durmiendo en el sofá. La mejor solución es hablar con el roncador: hacerle entender que el ronquido es un problema para todos y que tiene solución. Medidas higiénicas como mantener un peso óptimo, no fumar o no consumir bebidas alcohólicas —especialmente por la noche— pueden ser suficientes en los casos leves. Si es tu caso, empieza por ahí, pero si no se soluciona tu problema de ronquido con estas medidas, no te resignes y consulta con un especialista.

Desconfía de las soluciones milagrosas que puedes encontrar para el ronquido. Dormir con correas que te sujetan la mandíbula, dispositivos para la nariz, encender un humidificador en la habitación… ¿Por qué crees que hay tantas? Sencillamente porque la mayoría de ellas no funcionan o lo hacen en contadas ocasiones. Solo tras un buen estudio y un correcto diagnóstico tendrás las mayores posibilidades de dejar de roncar. Y no solo esto, sino que además se podrá detectar si tu problema se limita al ronquido o si incluye un problema médico que puede ser grave, como es la apnea obstructiva del sueño.

Si eres de esas personas que solo ronca cuando está boca arriba, lo que es bastante frecuente, la solución puede pasar por cambiar de posición. Pero esto no es sencillo. Circulan algunas recomendaciones que debes evitar. Me refiero, por ejemplo, al famoso remedio de la pelota de tenis cosida en la espalda del pijama, para que, cuando te pongas boca arriba, notes la molestia en la espalda y cambies de posición. No te recomiendo hacerlo, podrías terminar con dolor de espalda en el mejor de los casos y, en el peor, desarrollar algún problema vertebral. Recuerdo, hace ya muchos años, que una paciente me contó que dormía con una faja llena de piedras, porque un profesional sanitario —por llamarlo de alguna manera— se lo había recomendado. Todavía recuerdo su cara de alivio cuando le dije que no era necesario que siguiese con esa tortura.

Hoy en día existen distintos dispositivos que funcionan mediante vibración. Son cómodos de llevar, aunque algunas personas no los toleran y se quejan de que les impiden dormir. Se colocan en el tórax y/o en la frente mientras duermes y, cuando estás en una posición que te perjudica, emiten una pequeña vibración para que cambies de posición. Esta vibración, al inicio, puede provocar pequeños despertares, pero al poco tiempo muchos pacientes cambian de posición con la vibración sin llegar a despertarse. Y así dejan de roncar. Puede ser una buena solución si eres de los que ronca de forma intensa cuando estás tendido boca arriba y no en otras posiciones y si estás harto de que tu pareja te propine codazos en las costillas para que cambies de posición.

Existen, además, aplicaciones para el teléfono móvil que detectan el ronquido. Tienes que colocar el móvil cerca de la cama mientras duermes y por la mañana podrás ver detalles del tiempo de ronquido y de su intensidad. Incluso algunas te dan una estimación de si realizas o no apneas del sueño. Los datos que ofrecen te ayudan a hacerte una idea aproximada de lo que está sucediendo y pueden ser de utilidad para controlar tu nivel de ronquido y ver si las medidas que has tomado están teniendo algún efecto. Pero no debes interpretarlas como un diagnóstico médico. Para ello es importante acudir a un centro especializado en medicina del sueño.

Algo imprescindible ante cualquier problema de ronquido, sobre todo si no se soluciona con las medidas básicas explicadas, y más aún si se sospecha que puedan existir paradas respiratorias, es una correcta exploración de la vía aérea superior por parte de un especialista. De esta manera podremos saber si la causa de la obstrucción es anatómica o no.

Quedarse sin aliento en plena noche

El ronquido, como ya te he avanzado, muchas veces no viene solo, sino que se acompaña de paradas respiratorias: las apneas. Cuando estas apneas suceden más de cinco veces por minuto y se acompañan de sintomatología (como somnolencia diurna, sueño fraccionado, nicturia, dolor de cabeza matutino, irritabilidad, falta de apetito sexual...), hablamos de una enfermedad: la apnea obstructiva del sueño. Dependiendo del número de paradas respiratorias y de su duración (y por lo tanto de la falta de oxígeno), así como del fraccionamiento del sueño que provocan, hablaremos de casos leves, moderados y graves.

El mecanismo por el que se producen las apneas es el mismo que el que produce el ronquido, pero con mayor grado de colapso de la vía aérea, por lo que el flujo de aire inspirado que llega a los pulmones queda reducido de forma parcial —hipopnea— o total —apnea—. Al no llegar suficiente aire a los pulmones, estos no pueden realizar su función de intercambiar el oxígeno inspirado, fuente esencial de energía para todas las células de nuestro organismo, por el dióxido de carbono, producto de desecho del metabolismo. Cuando este intercambio se ve alterado de modo que aumenta la concentración de dióxido de carbono y disminuye la de oxígeno, saltan las alarmas.

Por suerte, como bien sabes, aunque estemos dormidos, el cerebro sigue funcionando. Los centros respiratorios cerebrales detectan esta alteración en el equilibrio de gases e intentan solucionarlo. Mandan una orden a los músculos respiratorios para que reaccionen y abran de nuevo la vía aérea. El problema es que en muchas personas esta orden y esta reapertura de la vía aérea tarda muchos segundos e incluso uno o dos minutos en producirse. Durante ese tiempo falta oxígeno en nuestro organismo y eso afecta directamente a nuestra salud. Todas las células de nuestro cuerpo necesitan oxígeno para funcionar correctamente y su falta tiene distintas repercusiones que varían según la gravedad de la apnea obstructiva del sueño, que viene determinada por el número de apneas o hipopneas por hora de sueño, el fraccionamiento del sueño producido por estas y el grado de falta de oxígeno.

Por si fuera poco, la apnea obstructiva del sueño se relaciona con distintas patologías cardiovasculares, daños en la pared de nuestras arterias, hipertensión arterial, arritmias cardíacas, angina e infarto de miocardio, insuficiencia cardíaca. También se asocia con mayor riesgo de sufrir patología neurovascular, como infartos cerebrales. Los pacientes que hacen apneas presentan además más riesgo de resistencia a la insulina, alteraciones metabólicas y sobrepeso.

Además, muchos pacientes con apnea obstructiva del sueño, concretamente más de la mitad, presentan somnolencia diurna, lo que afecta a su calidad de vida, estado de ánimo, relaciones sociales y familiares, así como a su rendimiento laboral. En un porcentaje elevado de ellos esa somnolencia es grave, llegando a ser un serio peligro para su vida y quienes los rodean. Algunos estudios muestran que los pacientes con apnea obstructiva del sueño grave tienen tres veces más accidentes de tráfico que la población sana, multiplicándose por diez si se añaden depresores del sistema nervioso central como el alcohol.[1]

Síntomas de la apnea obstructiva del sueño

Clínica nocturna

- Ronquidos intensos
- Despertares con sensación de asfixia
- Actividad motora anómala durante el sueño, como espasmos musculares
- Episodios de despertar confusional (con desconcierto) y sonambulismo
- Fraccionamiento del sueño, con sensación de sueño superficial
- Nicturia (despertarse para orinar durante el sueño)
- Sudoración profusa durante el sueño

Síntomas diurnos

- Somnolencia excesiva diurna, sobre todo en situaciones pasivas
- Alteraciones del humor, irritabilidad, bajo ánimo
- Alteraciones cognitivas: problemas de memoria, concentración y atención
- Cefalea matutina
- Disminución de la libido e impotencia

Si no conocías la magnitud del problema, estoy seguro de que leer los síntomas de la apnea obstructiva del sueño te habrá concienciado de su importancia. Te sorprenderé con otro dato, la alta prevalencia de esta enfermedad. Se estima que un 19% de la población general tiene un número de apneas-hipopneas por hora superior a diez y —lo más preocupante de todo— que alrededor del 70-80% de los pacientes que sufren apnea obstructiva del sueño en España no están diagnosticados, y por lo tanto no reciben el tratamiento correcto. Son al menos unos tres millones de personas.[2]

Un estudio realizado en el año 2015 en Estados Unidos demostró que los costes derivados de la apnea obstructiva del sueño en un año ascendían a 150 billones de dólares en total, repartidos en: 7 billones en accidentes laborales, 87 billones en pérdidas de productividad, 26 billones en accidentes de tráfico y 30 billones en patologías relacionadas.[3] No hay duda: estamos ante un problema de salud pública que necesita programas de detección para revertir esta situación y diagnosticar a gran parte de la población enferma que no está recibiendo el tratamiento necesario.

Es inverosímil, por ejemplo, que por ley no sea obligatorio pasar, en los reconocimientos médicos laborales de algunas profesiones de riesgo, escalas de somnolencia o sencillos test de detección precoz de la enfermedad que permitirían sospechar algunos de estos casos. Hablo de profesiones como transportistas, de mercancías o personas, y otros trabajos en el que un adecuado nivel de alerta es necesario para evitar accidentes.

A lo largo de mis más de veinte años dedicados a la medicina del sueño, he visto tantos casos dramáticos de personas con somnolencia diurna al volante que creo que muchos de vosotros no saldríais a la carretera si os diese detalles. Algunos estudios señalan que entre el 25 y el 40% de los accidentes de tráfico están relacionados con la somnolencia. ¿No se deberían entonces poner en marcha programas de detección precoz de las patologías más prevalentes relacionadas con ella? No quiero asustar a nadie, pero sí concienciar de la grave situación para que entre todos, cada uno desde sus posibilidades, podamos aportar nuestro granito de arena para provocar un cambio.

Roncar o no roncar no siempre es la cuestión

Puede que te preguntes cómo puede ser que el 80% de los pacientes que presentan apnea obstructiva del sueño no estén diagnosticados. La respuesta no es compleja. Piensa que los pacientes que sufren esta enfermedad no siempre presentan síntomas o no son conscientes de ellos. Hay un porcentaje alto que no presentan somnolencia diurna. Por tanto, no debes confundirte: no presentar somnolencia diurna no te excluye de la posibilidad de tener apneas. Esa confusión lleva a muchos pacientes a no acudir al médico. Es un error.

En muchas ocasiones, los síntomas diurnos no aparecen y el paciente tampoco percibe síntomas nocturnos. El nocturno más frecuente es el ronquido (son raros los casos de apnea obstructiva del sueño sin ronquido, aunque los hay) y muchos roncadores o roncadoras no son conscientes de que lo son. Puede ser que duerman solos o que la pareja —por suerte para ella— tenga una gran calidad del sueño y no se dé cuenta de los ronquidos. En otras ocasiones, sí se dan cuenta, pero no las molesta y, por desconocimiento, no dan importancia a lo que sucede durante la noche. En otras ocasiones, es el roncador el que niega lo que le cuenta la pareja y resta importancia a la intensidad de sus ronquidos.

Sea hombre o mujer, muchas veces el paciente con apnea acude a la consulta por las quejas de la pareja, que observa que ronca de forma intensa mientras duerme y que en ocasiones «respira de forma rara».

Si hay ronquido, se debe visitar una unidad de trastornos del sueño donde puedan estudiar el caso de forma detallada para llegar a un diagnóstico veraz y, en la mayoría de los casos, para encontrar una solución que termine con el ronquido y las apneas.

Sí, las mujeres también roncan

El ronquido y la apnea obstructiva del sueño se presentan tanto en mujeres como en hombres. Son más frecuentes en hombres, pero a partir de la menopausia esas diferencias disminuyen de forma considerable, casi igualándose en algunas edades. Por desgracia, esta frecuente confusión, junto a que en los hombres el ronquido suele ser más intenso, hace que en las mujeres la apnea obstructiva del sueño se diagnostique de media diez años más tarde que en los hombres. En muchos casos, los síntomas que refieren las mujeres con esta enfermedad no son ni ronquido, ni somnolencia diurna, ni paradas respiratorias nocturnas, sino que se quejan de insomnio, de sueño no reparador y superficial. Muchas veces la causa de estos síntomas es —¿lo adivinas?— la apnea obstructiva del sueño.

Así como los ronquidos son fáciles de detectar, las apneas no siempre lo son. De hecho, muchas veces, sobre todo cuando la paciente acude sola, su frase de presentación es la que ya he apuntado hace unas páginas: «No sé por qué estoy aquí, a mí no me pasa nada, además me duermo cuando quiero. Es mi pareja la que debería estar aquí, es mi pareja la que no puede dormir, no yo». Esta falsa percepción de que la enfermedad no existe, junto a la falta de programas de detección precoz, es lo que hace que la mayoría de las mujeres afectadas no reciban tratamiento al inicio de los síntomas.

Es tras varios años de evolución de la enfermedad —demasiados la mayoría de las veces—, cuando ya han desarrollado otras patologías como consecuencia de la apnea obstructiva del sueño o han tenido algún accidente debido a la somnolencia, cuando acuden a mi consulta. Por desgracia, muchas pacientes ya nunca acudirán, porque el accidente que han sufrido no les dará una segunda oportunidad.

Pruebas diagnósticas y estudios del sueño

Los síntomas, cuestionarios y test de *screening* (que sirve para detectar posibles patologías de forma precoz) nos pueden orientar hacia la existencia de la apnea obstructiva del sueño, pero no tienen un valor diagnóstico de certeza. Para un correcto diagnóstico, es necesario realizar pruebas específicas que determinarán si un caso se limita a una roncopatía primaria o si estamos ante una apnea obstructiva del sueño con repercusiones médicas.

La polisomnografía nocturna es la prueba diagnóstica más fiable, ya que valora parámetros tanto neurofisiológicos

—al analizar las fases del sueño—, como parámetros respiratorios, cardíacos y de saturación de oxígeno. Se puede realizar en un ingreso hospitalario, pero también en casa, cosa que facilita que el sueño sea lo más parecido posible a cualquier otra noche. Es una prueba indolora y con el estudio de una noche es suficiente para el diagnóstico. Existen pruebas simplificadas como la poligrafía respiratoria o la pulsioximetría, aunque son menos precisas.

Cuestionario de Stop-Bang para detectar apnea obstructiva del sueño

- ¿Ronca fuerte (tan fuerte que se escucha en otras habitaciones)?
- ¿Se siente con frecuencia cansado, fatigado o somnoliento durante el día?
- ¿Alguien lo observó dejar de respirar mientras dormía?
- ¿Tiene o está recibiendo tratamiento para la hipertensión?
- ¿Presenta un Índice de Masa Corporal (IMG) de más de 35 kg/m^2?
- ¿Tiene más de cincuenta años?
- ¿La circunferencia de su cuello supera los 40 cm?
- ¿Su sexo es masculino?

Resultados:

Bajo riesgo: respondió «sí» a 0-2 preguntas.

Riesgo intermedio: respondió «sí» a 3-4 preguntas.

Alto riesgo: respondió «sí» a 5-8 preguntas, respondió «sí» a 2 o más de las primeras 4 preguntas y es del sexo masculino, o bien respondió «sí» a 2 o más de las primeras 4 preguntas y su IMC es de más de 35 kg/m^2, o respondió «sí» a 2 o más de las primeras 4 preguntas y la circunferencia de su cuello es de 43 cm en hombres y de 41 cm en mujeres).

Test de Epworth para medir la somnolencia diurna

Valore las situaciones asociadas a la somnolencia:

- Sentado y leyendo
- Viendo la televisión
- Sentado inactivo en un lugar público (teatro, cine)
- Sentado durante una hora como pasajero en un vehículo
- Tumbado por la tarde para descansar
- Sentado y hablando con otra persona
- Sentado tranquilamente después de una comida (sin consumo de alcohol en la comida)
- Sentado en un coche, detenido durante unos pocos minutos por un atasco

Sin posibilidad de adormecerse (0 puntos)
Ligera posibilidad de adormecerse (1 punto)
Posibilidad moderada de adormecerse (2 puntos)
Posibilidad alta de adormecerse (3 puntos)

Resultados:

1 - 6 puntos: sueño normal
7 - 8 puntos: somnolencia media
9 - 24 puntos: somnolencia anómala (posiblemente patológica)

Múltiples terapias y soluciones

Tanto en los casos de ronquido como de apnea obstructiva del sueño, siempre será necesario y recomendable aplicar medidas higiénico-dietéticas: evitar el sobrepeso y la obesidad, no fumar, no beber alcohol por la noche y tener cuidado con ciertos fármacos que puedan empeorar los síntomas. Pero en muchas ocasiones puede no ser suficiente para resolver el problema. El tratamiento necesario dependerá del diagnóstico y de la gravedad del caso.

Para el correcto diagnóstico y el certero tratamiento de la apnea obstructiva del sueño, siempre es necesaria una exploración de la vía aérea superior por un médico especialista en otorrinolaringología. Detectar posibles causas anatómicas que estén colapsando la vía aérea, como un paladar blando caído, amígdalas hipertróficas, obstrucción nasal, entre otras. Si existe alguna de estas alteraciones, muy probablemente sea necesario tratamiento médico, quirúrgico o láser para resolverlo. Estos tratamientos pueden ser la solución definitiva a la apnea obstructiva del sueño o no, depende de los casos.

Tanto para el ronquido como para la apnea, puede ser eficaz la terapia miofuncional. Consiste en fortalecer la musculatura de la boca y la faringe, incluida la lengua, para reducir el colapso de la vía aérea. Si parte del problema es una musculatura demasiado flácida, ejercitarla tiene toda la lógica. La terapia requiere varias sesiones con un logopeda especializado y que el paciente se comprometa a hacer unos ejercicios en casa. Existen aplicaciones como Airway Gym para realizar este programa de ejercicios; es importante realizarlos correctamente y con constancia.

En los casos leves —menos de 15 apneas por hora de sueño— o en los moderados sin otros factores de riesgo asociados y sin sintomatología importante, los dispositivos de avance mandibular (DAM), pueden ser una magnífica opción de tratamiento, ya que son capaces de reducir en torno al 50 % de las apneas que se producen. Los pacientes suelen comentar que son cómodos y de fácil adaptación, interesantes para los que no consigan adaptarse al aparato CPAP, del que hablaré a continuación. Los dispositivos DAM también se pueden utilizar como solución al ronquido intenso. En todo caso, es muy importante seleccionar bien los pacientes candidatos a este tratamiento realizando previamente un diagnóstico lo más preciso posible, con un estudio del sueño previo.

La maravillosa máquina del sueño

Se consideran casos graves de apnea obstructiva del sueño cuando se producen más de 30 apneas por hora de sueño, y los casos moderados, entre 15 y 30 apneas de sueño. En esos casos, el tratamiento de elección debe ser el aparato conocido como CPAP (por sus siglas en inglés, que significan «presión positiva continua en la vía aérea»), siempre que en los casos moderados haya asociados factores cardiovasculares. Muchos la conocen como «la máquina del sueño», «la máquina que me cambió la vida» o, al contrario, como «la maldita e insoportable máquina», todo puede ser. La CPAP es un dispositivo que evita que la vía aérea se colapse porque inyecta un flujo de aire a la presión que requiere el paciente. Permite que la vía aérea permanezca permeable y, por lo tanto, que no se produzcan ni paradas respiratorias, ni fraccionamiento del sueño, ni falta de oxígeno, evitando así las consecuencias de las apneas.

La CPAP es un tratamiento paliativo no curativo, es decir, evita las apneas y sus consecuencias si la utilizamos, pero si dejamos de hacerlo, estas vuelven a aparecer. Por tanto, es un tratamiento crónico, a largo plazo. Muchos pacientes se adaptan sin excesivas dificultades al tratamiento y notan desde el primer día importantes mejoras en su calidad de vida. Cansancio, falta de energía, estado de ánimo decaído y otros síntomas que atribuían a la edad o al estilo de vida, desaparecen o mejoran de forma sustancial. Desde ese momento no se separan de la CPAP nunca más y recuerdan casi como un milagro el día que fueron diagnosticados y empezaron a utilizar el tratamiento. Muchos se refieren a eso como al inicio de una nueva vida. Provoca muchas mejoras en su salud, pero además evita la aparición de enfermedades asociadas. Solo por ello vale la pena el tratamiento.

Algunos pacientes tienen dificultades de adaptación a la CPAP. Es muy importante explicarles muy bien el motivo por el que necesitan el tratamiento, ajustar a la perfección la presión de aire necesaria y buscar la mascarilla que más cómoda les resulte. Hay que acompañarlos con las visitas que sean necesarias durante el proceso de adaptación e ir buscando soluciones a las dificultades que se presenten: todo ello contribuirá a que cumplan el tratamiento.

Una historia con final feliz

Al final, Fran le hizo caso a Pilar. Él ya notaba que algo no iba bien, porque su sueño no era reparador y, a pesar de ser una persona llena de energía, optimista, vitalista y entusiasta, su calidad de vida ya no era la misma. Notaba cierta somnolencia en situaciones pasivas: se quedaba dormido en el sillón nada más cenar y en ocasiones mientras conducía notaba que su nivel de alerta bajaba de manera alarmante.

Esto sucedía hace más de treinta años, cuando los casos diagnosticados de apnea obstructiva del sueño en España eran unos escasos miles. ¿Te imaginas? Solo unos escasos miles de pacientes diagnosticados entre millones de personas afectadas. Por suerte, Fran y Pilar tomaron cartas en el asunto. Eran profesores, personas bien formadas y meticulosas que consiguieron encontrar la escasa información que existía entonces sobre la enfermedad y localizar a uno de los pocos médicos especialistas en la materia en aquellos años. Fran se realizó un estudio del sueño y fue diagnosticado de síndrome de apnea del sueño de carácter grave. El médico que le salvó la vida le prescribió una CPAP y, desde entonces, la vida de Fran cambió. No se ha separado ni una sola noche de la CPAP: ni en viajes, hospitalizaciones o cualquier otra situación. La CPAP es su compañera inseparable desde entonces. Por su parte Pilar, cuyo sueño estaba muy afectado por los ronquidos y las paradas respiratorias de Fran, volvió a recuperar su calidad de sueño habitual. Desde entonces, Fran, Pilar y la CPAP son un trío feliz.

Que no se te olvide...

- Aunque se calcula que en torno a un 40 % de la población adulta ronca, roncar no es normal. Además, el porcentaje de la población roncadora va en aumento.

- El ronquido sucede ya desde la primera fase de sueño superficial, la fase 1 de sueño No REM, conocida comúnmente como «adormecimiento».

- Existen otros factores importantes que pueden facilitar la aparición del ronquido, como fumar o beber alcohol, el sobrepeso y la obesidad.

- Nadie es culpable de roncar, pero sí es responsable de buscar una solución si se le informa de que tiene ese problema.

- La apnea obstructiva del sueño se relaciona con distintas patologías cardiovasculares y, además, con un mayor riesgo de resistencia a la insulina, alteraciones metabólicas y sobrepeso.

- La mayoría de los pacientes que sufren apnea obstructiva del sueño en España no están diagnosticados, y por lo tanto no reciben el tratamiento correcto.

- La polisomnografía nocturna es la prueba diagnóstica más fiable.

8
SÍNDROME DE FASE RETRASADA DEL SUEÑO

Laura siempre había sido una niña sociable, extrovertida, divertida, cariñosa y buena estudiante. Le encanta leer; desde bien pequeña pasaba horas sentada con un libro, absorta en fantásticas historias que hacían volar su imaginación.

Pero, en tercero de secundaria, algo empezó a cambiar en su sueño y ello tuvo consecuencias en sus resultados académicos y en su estado de ánimo. De manera progresiva, su horario de inicio del sueño se fue retrasando. Venía de las vacaciones de verano, un momento en que los horarios siempre son más flexibles y más tardíos: se acostaba a las 23 o las 24 horas y dormía hasta las 9 o las 10 de la mañana. Nada extraño ni incompatible para el ritmo vacacional familiar. Pero al empezar el curso, dadas las obligaciones escolares, hubo que adelantar los horarios de sueño, ya que las clases empezaban a las 8 de la mañana. Laura era una preadolescente responsable y sabía perfectamente que necesitaba dormir un número de horas suficientes para levantarse con energía, de buen humor y rendir en el colegio.

En casa adelantaron la hora de la cena a las 20 horas. Después de cenar, Laura preparaba las cosas para el día siguiente, se aseaba y se sentaba en el sofá con sus padres a leer o a ver la televisión. Los aparatos digitales, entre ellos el móvil, ya estaban aparcados desde la hora de la cena y bajaban la intensidad de las luces en toda la casa. A las 22 horas, nuestra protagonista se retiraba a dormir. Y entonces es cuando algo extraño sucedía.

El curso anterior tardaba menos de cinco minutos en quedarse plácidamente dormida. Sin embargo, ese inicio de curso algo había cambiado: Laura se metía en la cama y empezaba a dar vueltas. No conseguía conciliar el sueño hasta pasadas al menos dos horas. Apenas lograba dormir siete horas, le costaba mucho levantarse y de buena gana se habría quedado en la cama al menos un par de horas más. En clase, tenía dificultades para seguir las explicaciones de los profesores, especialmente si se trataba de materias complicadas como matemáticas o física. Sin embargo, los martes, que empezaban con educación física, sentía alivio, porque notaba que el deporte la ayudaba a mantenerse activa.

Fue entonces cuando el rendimiento escolar de Laura bajó. No era preocupante, porque seguía aprobando con nota, pero además sus padres la veían un poco despistada. Laura todavía no les había dicho que cuando se acostaba se pasaba dos horas mirando el techo. Conforme avanzaba el curso, la cosa se fue complicando. La hora de inicio del sueño se retrasaba de forma progresiva. Laura tuvo que hacer un esfuerzo extra con los exámenes. Notaba que se concentraba menos y que necesitaba más horas que antes para estudiar.

Al llegar a final de curso, la disminución de sus horas de sueño era alarmante. La mayoría de los días no lograba dormirse hasta la 1 de la madrugada. En época de exámenes finales, prácticamente le era imposible dormirse hasta las 2 de la madrugada. Dormía solo cinco horas y se sentía con poca energía, algo triste, con pocas ganas de hablar. Concentrarse en el colegio y estudiando en casa era misión imposible. Empezaba a estar agobiada. Y por fin se lo dijo a sus padres, aunque estos no le dieron demasiado importancia. «Laura, debes de estar nerviosa por los exámenes, nada más. Solo tienes que relajarte un poco y verás cómo puedes dormir sin problemas». Esa fórmula no funcionó. Ni tampoco las valerianas que la madre de Laura empezó a darle después de cenar. Laura, que había sido una brillante estudiante hasta entonces, terminó 3° de ESO aprobando todo, pero con unas notas que en nada se parecían a las de años anteriores.

Llegó el verano, las ansiadas vacaciones, por fin. Laura ya no tenía que madrugar, no tenía obligaciones por las mañanas. Ya había cumplido quince años y, tras un curso tan duro, había decidido no tener demasiados compromisos ese verano. Simplemente quería descansar, dormir todas las horas que le faltaron durante el curso. Y eso hizo: ese verano se lo tomó con calma, seguía sin poder conciliar el sueño hasta la 1 o 2 de la madrugada, pero como no tenía prisa por levantarse, no se agobiaba. Se iba a la cama cuando tenía sueño y se despertaba de forma natural. ¡Eso sí que era vida! Poder sincronizar sus ritmos biológicos con sus ritmos sociales y familiares era una maravilla. Cada día se levantaba entorno a las 11 de la mañana y empezaba el día con buen humor y llena de energía. Al final del verano nadie se acordaba ya de aquellas interminables noches del curso escolar.

Pero, pocos días antes de empezar el nuevo curso, Laura anticipó lo que se le venía encima: de nuevo, no pudo adaptar su ritmo de sueño a los horarios escolares. No bastaba con buena voluntad, buenos hábitos y todo el apoyo de sus padres y de las valerianas. Tampoco funcionaba la supuestamente milagrosa melatonina, que su madre había leído que era una excelente solución para casos así.

Laura empezó el curso como terminó el anterior: con un tremendo déficit de sueño. Cada noche dormía al menos tres horas menos de las que necesitaba para encontrarse bien. Eran unas quince horas robadas al sueño de lunes a viernes. Llegaba el fin de semana y se quedaba durmiendo hasta prácticamente la hora de comer. Las doce horas de sueño de sábado y domingo le permitían recuperarse un poco y sentirse algo más animada. Pero al llegar la noche del domingo, todo se volvía a derrumbar.

La consecuencia fue que Laura llegó a las Navidades como un alma en pena: había suspendido por primera vez en su vida. Ella se había esforzado, pero cada vez que se sentaba a estudiar la cabeza se le iba a otro sitio; era imposible mantener la concentración más de cinco minutos seguidos y su capacidad de memorización parecía la de Dori, la inseparable amiga del simpático pez Nemo. Además, empezó a sentirse cada vez más triste, con ganas de llorar. Estaba desmotivada. Y la molesta ansiedad hizo aparición con palpitaciones torácicas y falta de aire. Incluso, en una ocasión, Laura tuvo sensación de muerte inminente, con lo cual sus padres la llevaron al hospital. Allí le dieron un ansiolítico y le recomendaron ayuda psicológica.

Ni trabajar la ansiedad en terapia ni los ansiolíticos mejoraron sus dificultades para conciliar el sueño por la noche. Los años de experiencia de su psicóloga, que tenía un especial interés por los trastornos del sueño, le hicieron sospechar que había algo más: no parecía el típico caso de insomnio desencadenado por un trastorno de ansiedad. Le aconsejó que, para tener un diagnóstico y un tratamiento más certeros, podía ser útil acudir a una clínica del sueño.

El diagnóstico: SFRS, síndrome de fase retrasada del sueño

Y así fue como Laura llegó a nuestra consulta. Cuando la vi por primera vez, sucedió como con la mayoría de los cientos de adolescentes que he tenido la suerte de visitar durante mis años de profesión. Cuando un adolescente acude con sus padres a la consulta por un trastorno de fase retrasada del sueño, la palabra que mejor define lo que sucede en la consulta seguramente sea *magia*.

Los jóvenes vienen agotados, la mayoría de las veces irritados y, en algunas ocasiones, arrastrados por sus padres sin saber muy bien qué hacen allí. Pero en el fondo siempre hay algo de esperanza. Estos adolescentes desean que alguien pueda ayudarlos de salir del infierno de horas dando vueltas en la cama, de despertares matutinos en el momento de mayor profundidad de su sueño, de clases tediosas y aburridas cuando lo único que querrían es seguir durmiendo. De hecho, sus cuerpos están en clase, pero sus cerebros siguen apoyados en la almohada, en estado de letargo.

Normalmente, en menos de cinco minutos ya tengo el diagnóstico de lo que les sucede a estos chicos y chicas. Suelen decirme algo así como: «Tengo dificultades para dormirme y me cuesta horrores levantarme por la mañana. Si me dejasen dormir, me quedaría en la cama hasta el mediodía». ¡Pam!, ¡ya está! Estaba claro que Laura era un nuevo caso de SFRS, el síndrome de retraso de la fase del sueño. Como puedes imaginar, no todos los casos son tan sencillos como este y, además de tener experiencia en la materia, es necesario realizar una completa historia clínica que recabe todos los detalles necesarios para un correcto tratamiento. Pero la historia es tan habitual y tan clara que apenas hay margen de error en el diagnóstico.

Lo más bonito de estos casos, y así pasó también con Laura, es cuando les explicas a los adolescentes que hay muchos más jóvenes con su problema y, sobre todo, que tiene solución. La sonrisa que se va dibujando en su cara al sentirse comprendidos y al saber que lo que les sucede tiene nombre (¡y solución!) es un soplo de energía que me sirve para no perder nunca el entusiasmo en mi trabajo. ¡Qué afortunado soy!

Con Laura realizamos un estudio cronobiológico para estudiar tanto los ritmos endógenos como sus hábitos. Una vez realizado el diagnóstico, el tratamiento es sencillo de seguir y tiene unos resultados excepcionales en casi todos los casos. Es importante explicar al paciente, y eso incluye a los más jóvenes, en qué consiste su trastorno del ritmo circadiano, el SFRS. Su prevalencia, según distintos estudios, es del 16 %, y seguramente se haya infraestimado, ya que el uso cada vez mayor de los móviles hasta la hora de acostarse está agravando el problema a pasos agigantados.

El SFRS se caracteriza por un retraso en los horarios de inicio y final de sueño de al menos dos horas respecto al horario convencional o socialmente aceptado, provocado por un retraso del ritmo biológico de sueño con respecto al ciclo ambiental de luz-oscuridad. Facilitan su desarrollo factores genéticos (hay antecedentes familiares en un 40 % de los pacientes); una duración del periodo circadiano endógeno mayor de lo normal, y determinados hábitos de sueño, sobre todo una insuficiente exposición a la luz por la mañana y un exceso de luz nocturna, siendo especialmente de riesgo la luz de color azul (como es el caso de las luces frías y la luz emitida por las pantallas de los dispositivos digitales).

Hay que tener en cuenta que la mayoría de los adolescentes son noctámbulos: prefieren acostarse a partir de la medianoche. No es capricho, es biología. La adolescencia es, además, la etapa de la vida en la que el periodo circadiano es más prolongado, alcanzando un promedio de 25 horas, lo que genera un retraso en la secreción de melatonina independientemente de que se mantengan los horarios. Las actividades extraescolares y sociales tardías son un problema. Y el uso de dispositivos electrónicos, en mayor medida al final del día, junto al ocio nocturno durante el fin de semana, son la combinación perfecta para desarrollar este trastorno del sueño, que puede alargarse durante el resto de la vida si no se trata.

En el SFRS, la arquitectura y cantidad del sueño son normales si la persona se acuesta cuando realmente tiene sueño y se le permite dormir hasta que se despierte de forma natural; sencillamente, el periodo principal de sueño está retrasado, tanto en su inicio como en su final. Por eso, durante las vacaciones, el sueño de Laura no era un problema. Sin embargo, cuando hay que adaptarse a los horarios escolares, el retraso en el marcapasos interno se manifiesta con grandes dificultades para conciliar el sueño y para despertarse por la mañana. El resultado es una reducción del tiempo total de sueño y, a largo plazo, un déficit de sueño crónico que conlleva somnolencia diurna, alteraciones de rendimiento y problemas afectivos.

La mayoría de las veces, los adolescentes intentan compensar el déficit de sueño acumulado durante la semana, que suele ser de entre diez y quince horas, retrasando en varias horas el momento de despertar en el fin de semana, lo que desemboca en *jet lag* social. Te suena la historia, ¿verdad? Adolescentes levantándose a la hora de comer, desorientados y en ocasiones malhumorados, haciendo de la comida su desayuno. Además, no podemos pasar por alto las horas de sueño perdidas durante la semana: hablamos de quince horas, es decir, es como si cada semana pasasen dos noches enteras en vela. ¿Puedes hacerte una idea de las consecuencias que esto puede tener para su salud, desarrollo y crecimiento?

No te será difícil identificar el SFRS si tienes adolescentes en casa y les pasa lo que te acabo de explicar. Puede incluso que a ti, que eres adulto, también te pase. En ese caso, date cuenta de que tus dificultades con el sueño empezaron durante la adolescencia. ¿Eras de esos que preferían quedarse estudiando por la noche y no madrugar? Suerte de las clases por la tarde, en los casos más afortunados.

El SFRS no se trata como el insomnio

Muchas veces este trastorno del sueño se confunde con un problema de insomnio. Incluso se llega a tratar como tal por profesionales de la salud que desconocen la existencia de los trastornos del ritmo circadiano. Se llegan a prescribir fármacos hipnóticos y ansiolíticos, que son ineficaces para su tratamiento y que solo empeoran las cosas, creando además una dependencia a fármacos que han sido incorrectamente utilizados.

Estudio cronobiológico

Si crees que puedes tener un SFRS, consulta con un especialista en medicina del sueño. La confirmación del diagnóstico es sencilla, sobre todo si se hace un estudio cronobiológico. Esta prueba se realiza monitorizando distintas variables con un dispositivo parecido a un reloj de pulsera. En concreto, se mide la temperatura corporal, la actividad física, la luz recibida (distinguiendo entre luz natural y artificial) y la posición de la persona estudiada. Es una prueba diagnóstica maravillosa, que nos permite conocer el ritmo circadiano del sueño del paciente, además de datos muy valiosos sobre sus hábitos diarios de actividad física, regularidad de horarios, exposición a la luz solar y artificial, horarios de sueño y mucho más. Con estos estudios, tendremos el diagnóstico de seguridad de SFRS y de otros muchos trastornos del sueño. Otra posibilidad es utilizar una agenda del sueño, si bien los datos obtenidos no serán tan valiosos y precisos.

Una vez confirmado el diagnóstico, el tratamiento del SFRS consiste en una combinación de las siguientes medidas:

- ***Cronoterapia***: consiste en desplazar progresivamente el horario de sueño endógeno (es decir, el propio, el que sale de forma natural). En casos más leves o moderados se puede adelantar paulatinamente la hora del despertar, lo que a su vez aumentará la presión homeostática de sueño, creará mayor déficit de sueño y, por tanto, mayor somnolencia, favoreciendo a su vez el adelanto del inicio del sueño.

En cambio, en casos más graves, cuando la hora de inicio de sueño está retrasada muchas horas con respecto al horario deseado, puede ser más práctico retrasar gradualmente la hora de acostarse.

- ***Fototerapia***: exposición a luz brillante natural o artificial intensa, con longitud de onda corta (tipo azul o blanca policromática enriquecida en azul), entre treinta y ciento veinte minutos a la hora en la que queremos establecer el despertar, siempre que esta sea posterior a la hora central del periodo endógeno de sueño. Esto hay que tenerlo muy presente, ya que en retrasos de fase muy graves la hora central de sueño endógeno podría situarse por la mañana. Por ejemplo, en un paciente con un periodo de sueño endógeno comprendido entre las 4 de la madrugada y las 12 del mediodía, la hora central de sueño estaría alrededor de las 8 de la mañana, en cuyo caso la fototerapia antes de dicha hora caería en la primera mitad de la noche biológica, por lo que empeoraría todavía más las cosas, retrasando aún más en lugar de adelantar la fase de sueño. En estos casos, se debe comenzar la fototerapia más tarde e ir adelantando paulatinamente la hora de exposición a la luz de forma paralela al adelanto en la hora de despertar.
- ***Modificación de hábitos***: se deben evitar todos los hábitos que favorecen el retraso de fase, como la exposición a luz nocturna o el uso de dispositivos digitales por la noche (recuerda que hay que evitarlos al menos dos horas antes del inicio del sueño, eso es de especial importancia en estos casos). La

alimentación es otro importante sincronizador de la fase del sueño, así que se debe cenar temprano. Hay que evitar también las siestas largas o tardías. Por otra parte, se deben potenciar los hábitos que favorecen la correcta sincronización circadiana, como una adecuada exposición a la luz y un estilo de vida activo durante el día, concentrando los mayores niveles de actividad y luz por la mañana.

- ***Melatonina***: el momento recomendado de administración es de aproximadamente unas once o doce horas antes de la hora prevista del despertar. La dosis podrá variar, dependiendo de la edad, entre 0,5 y 3 mg.

Estas son las pautas que seguimos con Laura. Cuando ella acudió a la consulta su hora biológica de inicio del sueño eran las 2 horas; por ese motivo empezamos la cronoterapia a esa hora:

MELATONINA (de 0,5 a 1 mg)	CENA	CAMA (si sueño)	DESPERTAR	LUZ NATURAL + ACT. FÍSICA
Día 1: 22 horas	23 horas	2 horas	10 horas	10 a 11 horas
Día 2: 21 horas	22 horas	1 horas	9 horas	9-10 horas
Día 3: 20 horas	21 horas	00 horas	8 horas	8 - 9 horas
Día 4 y sucesivos: 19 horas	20 horas	23 horas	7 horas	7 - 8 horas

Medidas generales:

- Dos horas antes del sueño: eliminar los aparatos digitales, realizar actividades relajantes (meditación, técnicas de relajación, lectura, baño tibio) y mínima luz artificial y que esta sea cálida (anaranjada).

- Abundante luz natural desde la hora de despertar, a ser posible toda la mañana. Mínimo dos horas al día al exterior.
- Horarios regulares de las comidas.
- Evitar actividad física intensa desde al menos tres horas antes de acostarse.
- Los fines de semana, retrasar los horarios una hora como máximo. Si se sale de fiesta, como mucho un día, nunca varios seguidos. La mañana siguiente al ocio nocturno, retrasar el horario de levantarse como mucho tres horas y nunca dormir toda la mañana hasta la hora de comer. Evitar las siestas.

No te aconsejo realizar este tratamiento sin supervisión médica y sin un diagnóstico, ya que, de no realizarse correctamente, podría empeorar las cosas. Además, son muchos los aspectos que se deben tener en cuenta, aunque aquí haya intentado explicártelo de forma sencilla. Recuerda que este es un libro divulgativo, pero no debe sustituir nunca la valoración de un médico experto y sus recomendaciones terapéuticas. Aun así, hasta que puedas consultar con uno, puedes empezar a aplicar parte de las medidas para ir mejorando las cosas.

Otra historia con final feliz

La evolución de Laura fue espectacular: ni ella ni sus padres podían creer los resultados. En menos de una semana, estaba durmiendo desde las 22:30 horas a las 7 de la mañana. Todavía dormía treinta minutos menos de lo recomendable para su edad, pero nada que ver con estar despierta hasta las 2 de la madrugada y dormir solo cinco horas. Su estado de ánimo se recuperó, la ansiedad pasó a ser un mal recuerdo del pasado, sus calificaciones volvieron a ser tan brillantes como antes y toda la familia pudo respirar tranquila. Además, Laura no estaba sola: muchas de sus amigas tenían el mismo problema y, ahora que tienen información y han hecho su terapia, ya vuelven a dormir con normalidad.

El SFRS es cada vez más frecuente, favorecido por el uso de videojuegos, redes sociales y teléfonos móviles a horas en las que los adolescentes tendrían que estar durmiendo o, al menos, desconectando. Seguro que conoces a alguien a quien le pasa esto. Si es así, no lo dudes: habla con él y cuéntale que el problema tiene solución. Te estará eternamente agradecido.

Que no se te olvide...

- El SFRS se caracteriza por un retraso en los horarios de inicio y final de sueño de al menos dos horas respecto al horario convencional o socialmente aceptado, provocado por un retraso del ritmo biológico de sueño con respecto al ciclo ambiental de luz-oscuridad.

- En el SFRS, la arquitectura y cantidad del sueño son normales si la persona se acuesta cuando realmente tiene sueño y se le permite dormir hasta que se despierte de forma natural; sencillamente, el periodo principal de sueño está retrasado, tanto en su inicio como en su final.

9
OTROS TRASTORNOS DEL SUEÑO

Existen más de un centenar de trastornos del sueño; en este libro he descrito los más frecuentes y han quedado en el tintero algunas patologías que, aunque menos habituales, pueden condicionar enormemente la vida de las personas que las padecen, empeorando su salud y sus posibilidades sociales, laborales y familiares. He decidido describirlas brevemente porque, si eres una de las personas que las padecen, no me gustaría que pensaras que me he olvidado de ti, pues soy muy consciente de que son trastornos que causan un gran sufrimiento.

Narcolepsia

En Europa tienen narcolepsia de tres a cinco personas por cada 10.000 habitantes. Es una enfermedad que puede llegar a ser muy incapacitante si no se trata adecuadamente. Consiste en somnolencia diurna excesiva acompañada de ataques bruscos de sueño que suceden durante la vigilia. La persona que los sufre es incapaz de evitarlos, aunque sucedan en situaciones totalmente inconvenientes, como hablando con alguien, comiendo, trabajando, en clase, en una reunión de amigos o incluso conduciendo.

Puedes imaginar lo difícil que puede ser la vida de la persona con narcolepsia —y más aún si el diagnóstico es tardío—, pues provoca frecuentes problemas personales y laborales, así como escolares en los casos de inicio en la infancia. En muchas ocasiones estas personas son catalogadas como perezosas, vagas y poco cumplidoras; por este motivo, es muy importante dar a conocer la enfermedad y obtener un diagnóstico temprano.

Existen dos tipos de narcolepsia. La narcolepsia tipo 1 es la que se acompaña de un ataque de cataplejía, es decir, de un estado repentino de debilidad muscular sin pérdida de la consciencia. Esta hipotonía muscular se suele desencadenar por emociones como risas, sustos o discusiones. Cuando la hipotonía es generalizada, el paciente puede llegar a caer al suelo, mientras que si es parcial —es decir, si afecta solo a uno o varios grupos musculares—, puede pasar inadvertida o describirse como una leve sensación de flojera.

La narcolepsia tipo 2, en cambio, no cursa con cataplejía.

Otros síntomas que pueden aparecer en la narcolepsia son:

- ***Alucinaciones hipnagógicas/hipnopómpicas***: normalmente ocurren en la transición entre el sueño y la vigilia. Suceden al quedarse dormido, las primeras, y al despertar, las segundas. Son percepciones irreales (auditivas, visuales o táctiles), pero la persona que las sufre las vive como muy reales, siendo en muchas ocasiones angustiosas. Pueden provocar problemas de ansiedad.
- ***Sueño fragmentado***: el paciente con narcolepsia suele presentar un sueño fraccionado, con frecuentes despertares a lo largo de la noche, y son frecuentes

las parasomnias (pesadillas, sonambulismo, hablar en sueños o episodios de agitación psicomotriz).

- ***Sueño REM precoz***: la primera fase de sueño REM suele aparecer cuando llevamos unos noventa minutos durmiendo. Si aparece antes (latencia acortada de sueño REM), puede deberse a la privación de sueño o a un bajo estado de ánimo. Pero en la narcolepsia es muy característico que la primera fase REM aparezca de forma muy precoz, cuando la persona lleva escasos minutos durmiendo. Este es el motivo por el que las personas con narcolepsia tienen la sensación de soñar en siestas muy breves: por la entrada precoz en sueño REM.
- ***Parálisis del sueño***: se trata de la imposibilidad de mover las extremidades o todo el cuerpo justo antes de quedarse dormido o al despertarse. En el marco de la narcolepsia, normalmente estas parálisis se acompañan de alucinaciones hipnagógicas/hipnopómpicas.

Las personas con narcolepsia en ocasiones evitan mantener relaciones sexuales para no sentir emociones intensas que puedan desencadenar ataques de cataplejía. Por otra parte, tienen un mayor riesgo de sufrir accidentes y lesiones debido a los ataques bruscos de somnolencia en situaciones de riesgo, como conduciendo o cocinando. También tienen mayor tendencia a la obesidad y el sobrepeso, posiblemente debido a un metabolismo lento y menos eficaz por el fraccionamiento del sueño.

La causa exacta de la narcolepsia es desconocida. Las personas con narcolepsia tipo 1 tienen niveles bajos de orexina (de la que he hablado en el tratamiento del insomnio), un neuromodulador importante del cerebro que ayuda a regular la vigilia y el sueño REM. Unos niveles altos de orexina nos mantienen despiertos, mientras que su ausencia favorece la aparición de sueño REM. Se sospecha que la pérdida de células productoras de orexina en el cerebro podría estar causada por una reacción autoinmune. La genética también parece influir en el desarrollo de la narcolepsia. Pero el riesgo de transmisión a la descendencia, por suerte, es muy bajo, alrededor del 1 o el 2%. Otras investigaciones apuntan a una posible asociación con la exposición al virus de la gripe porcina (gripe H1N1) y con cierta forma de la vacuna para el subtipo del virus influenza H1N1 que se administra actualmente en Europa, aunque se desconocen las causas concretas.

Las personas con narcolepsia en muchas ocasiones tardan años en ser diagnosticadas debido al desconocimiento de esta enfermedad y porque en muchos casos los síntomas aparecen de forma insidiosa, poco llamativa, por lo que pueden ser confundidos con otros trastornos del sueño o del estado de ánimo. Para su diagnóstico es necesario realizar una historia del sueño completa. Se practica una polisomnografía nocturna para ver las características del sueño y descartar otras causas de somnolencia excesiva, como la apnea del sueño. A la mañana siguiente, se realiza un test de latencias múltiples del sueño. Un estudio genético también nos orientará hacia la existencia de la patología. Pero la confirmación diagnóstica se obtiene realizando una prueba muy concreta: un estudio de las orexinas en el líquido cefalorraquídeo; para ello es necesario realizar una punción lumbar.

El tratamiento de la narcolepsia dependerá de muchos factores, como la edad, la gravedad de la enfermedad y el estilo de vida. No existe en la actualidad un tratamiento curativo y las actuaciones van dirigidas a mejorar el control de los síntomas y la calidad de vida del paciente. Para ello son fundamentales una correcta higiene del sueño, una buena alimentación y ejercicio físico regular. Evitar tóxicos, entre ellos el alcohol y otros depresores del sistema nervioso central, también es importante. Existen también distintos fármacos que ayudan a mejorar la somnolencia, la cataplejía y la calidad del sueño nocturno del paciente.

Pero realizar siestas programadas es la medida de higiene del sueño que mejores resultados suele dar en casos de narcolepsia. Varias siestas breves, de unos diez minutos, durante distintos momentos del día, ayudan a que la somnolencia y los ataques bruscos de sueño el resto del día sean menores. La persona con narcolepsia suele tener que explicar a familiares, amigos y —lo que más suele costar— compañeros de trabajo, que padecen esta enfermedad y que necesitan hacer estas siestas. Esto es algo tremendamente aconsejable y mejora mucho su calidad de vida.

Si sospechas que puedes padecer esta enfermedad, consulta con un médico especialista en medicina del sueño. Si sabes que la tienes, cuéntalo, no te avergüences de ello: compartirlo hará que te sientas mejor y que tu entorno pueda ayudarte a minimizar las limitaciones que implica esta enfermedad.

Parasomnias

Se trata de trastornos de la conducta que suceden durante el sueño. Son situaciones en las que se produce un estado disociativo de la conducta, con parte del cerebro despierto y otra parte en sueño. Se presentan casi siempre en la infancia, durante el desarrollo cerebral. La mayoría de las veces son benignas y desaparecen con la edad. Por tanto, el principal mensaje para los padres es de tranquilidad.

Terrores nocturnos

Estos episodios de terror suceden durante el sueño No REM, por lo que se suelen presentar en la primera mitad del sueño. Son habituales en los niños y presentan síntomas llamativos que suelen asustar mucho a los padres, como gritos violentos con los ojos abiertos, aunque en realidad los pequeños no son conscientes de lo sucedido ni guardan recuerdo de los episodios. No es recomendable despertar al niño, ya que el contacto en ocasiones empeora los síntomas. Simplemente hay que acompañarles para evitar que se hagan daño. No suelen durar más de diez minutos.

Es frecuente que los niños que los sufren tengan antecedentes familiares. Los episodios pueden ser más recurrentes en épocas de estrés y, sobre todo, con la falta de sueño. Por tanto, evitar la privación de sueño, establecer rutinas relajantes antes de dormir y evitar situaciones excitantes puede ayudar a disminuir estos terrores.

Pesadillas

Son episodios desagradables y angustiosos que normalmente suceden en la segunda mitad de la noche, durante el sueño REM. Muy habituales también en los niños, que se despiertan asustados y sudorosos. Las pesadillas se recuerdan con gran detalle, hasta tal punto que los pequeños pueden creer que fueron reales, razón por la que pueden sentir miedo a volver a dormir.

Acudir a su habitación y tranquilizarlos los ayudará a calmarse y volver a conciliar el sueño. Al día siguiente, ayuda hablar sobre el contenido de la pesadilla para cambiar sus connotaciones angustiosas por otras más cercanas, amigables o incluso divertidas.

Sonambulismo

Durante el sonambulismo las personas se encuentran en un estado disociativo, con características tanto de vigilia como de sueño. Algunas zonas del cerebro (lóbulo frontal) duermen profundamente durante los episodios de sonambulismo y, por este motivo, las personas que se encuentran en esta situación son poco o nada conscientes de sus actos y de las consecuencias. La activación de otras zonas como el cíngulo y algunas porciones del cerebelo podría explicar el aumento de la actividad motora durante el sueño.

El sonambulismo es más frecuente en la infancia y suele desaparecer con la edad. Además, tiene un componente hereditario muy importante: en el caso del sonambulismo infantil, normalmente alguno de los padres también fue sonámbulo. Si se inicia en la edad adulta, conviene descartar que sea secundario a algún trastorno psicológico o neurológico. Si los episodios se repiten con frecuencia, si afectan a la calidad del sueño del sonámbulo, así como de sus familiares, o si existe la posibilidad de que se haga daño durante los episodios, conviene estudiar el caso para decidir el tratamiento más adecuado.

Bruxismo

Comúnmente conocido como rechinar de dientes, el bruxismo se produce al apretar de forma inconsciente los dientes inferiores y los superiores con gran fuerza. Puede suceder mientras estamos despiertos o dormidos. La causa es desconocida, aunque en muchos casos se asocia al estrés y la ansiedad. Es conocido que el mecanismo puede estar relacionado con una alteración de la dopamina y puede producir dolor mandibular y de cabeza, así como trastornar nuestra calidad de sueño.

El bruxismo está íntimamente relacionado con la Apnea Obstructiva del Sueño, con una prevalencia en esta enfermedad mayor del 50 %, mientras que en la población general es de alrededor del 10 %. Por este motivo, si existe bruxismo, antes de decidir el tratamiento a seguir, y sobre todo en pacientes roncadores, es importante realizar un estudio del sueño (polisomnografía). De esta forma, también podremos saber si el paciente hace apneas. En estos casos, en lugar de utilizar como tratamiento una férula de descarga (que es lo más habitual), debería usarse un dispositivo de avance mandibular que será de utilidad tanto para mejorar el bruxismo como las apneas. Sin embargo, es importante saber que si se utiliza una férula de descarga, las apneas podrían empeorar, ya que en estos casos el bruxismo es consecuencia del intento de apertura de la vía aérea que sucede tras el episodio de apnea.

Parálisis del sueño

Las parálisis del sueño consisten en despertarse y no poder moverse debido a un retraso en la recuperación de la actividad motora tras el despertar. La persona afectada siente que está despierta, pero le resulta imposible mover las extremidades o todo el cuerpo (también puede suceder antes de quedarse dormido). Aunque la parálisis del sueño suele ser una experiencia angustiosa, carece de gravedad. Sucede porque se produce una desincronización en el adormecimiento o en el despertar. El cerebro despierta, pero el músculo sigue hipotónico y, por lo tanto, la persona no se puede mover.

Lo más importante en estas situaciones es no asustarse y, en lugar de eso, esperar. El tono muscular se irá recuperando de forma paulatina y todo volverá a la normalidad. Si te sucede y sabes de qué se trata, vivirás con mayor tranquilidad. Puede ayudarte intentar ir activando pequeños grupos musculares, pero con calma; si no eres capaz al inicio, no pasa nada, todo volverá a la normalidad. Es un motivo de consulta frecuente en gente joven.

Así pues, si aparecen de forma aislada, sin más síntomas —que es lo más habitual—, estas parálisis son benignas. En algunos casos, sin embargo, pueden ser un síntoma de narcolepsia, de modo que, una vez más, si son muy habituales, conviene consultar con un especialista en medicina del sueño.

Otras parasomnias

- ***Despertares confusionales***: Suelen ser breves y sin consecuencias.

- ***Trastorno de alimentación relacionado con el sueño***: Consiste en levantarse a comer durante la noche sin ser consciente de ello y normalmente con amnesia del episodio.
- ***Trastorno de conducta en sueño REM***: Se trata de episodios agitados durante la noche, con importantes movimientos, gesticulaciones y gritos. El paciente puede llegar a tener conductas agresivas. Es necesario descartar la presencia de alteraciones neurológicas o respiratorias del sueño y realizar un seguimiento médico. Pueden preceder al desarrollo de enfermedades neurodegenerativas en años posteriores.

Que no se te olvide...

- La narcolepsia provoca frecuentes problemas personales, laborales y escolares. En muchas ocasiones, estas personas son catalogadas como perezosas, vagas y poco cumplidoras.

- Realizar siestas programadas es la medida de higiene del sueño que mejores resultados suele dar en casos de narcolepsia.

- El sonambulismo es más frecuente en la infancia y suele desaparecer con la edad. Además, tiene un componente hereditario muy importante.

- Aunque la parálisis del sueño suele ser una experiencia angustiosa, carece de gravedad. Sucede porque se produce una desincronización en el adormecimiento o en el despertar. El cerebro despierta, pero el músculo sigue hipotónico y, por lo tanto, la persona no se puede mover.

3

EL SUEÑO Y LA VIDA

10
NACE TU BEBÉ… EL INFIERNO DE NO DORMIR

Pocos momentos son más críticos para el sueño de una familia, sobre todo para el sueño materno, que el nacimiento de un hijo.

Muchas mujeres no vuelven a dormir igual durante el resto de sus vidas desde que son madres. Incluso se habla de los «oídos de mamá», porque la maternidad suele aguzar el sentido del oído. En los primeros meses, esto se debe a los despertares frecuentes para alimentar al niño y la causa va cambiando a lo largo del crecimiento, desde los despertares por llantos, pesadillas, pipí o miedos, hasta las salidas nocturnas cuando llega la adolescencia. El sueño difícilmente vuelve a ser igual desde que nace el primer hijo. Muchas veces, el sueño materno ya se empieza a alterar durante el embarazo por las molestias que este provoca (véase el capítulo 13), así como por las dudas e incluso por la ansiedad que genera la próxima maternidad.

La calidad del sueño del bebé durante los primeros meses de vida será determinante no solo para su salud física y mental, sino también para la de sus progenitores, así como para una crianza familiar saludable. Pero, si el desconocimiento sobre el sueño en general es todavía muy amplio en nuestra sociedad, seguramente el tema sobre el que mayor desconocimiento, desinformación e información confusa existe es el del sueño durante los primeros meses de vida.

Incluso se ha llegado a implantar la idea de la existencia de dos opciones científicas sobre cómo deberían dormir los niños, como si fuese una batalla entre equipos rivales. En la creencia popular, se han puesto en el mismo nivel los criterios de las sociedades médicas más prestigiosas sobre el tema —como la Sociedad Americana del Sueño, la Sociedad Americana de Pediatría, la Sociedad Española de Pediatría y de Pediatría Extrahospitalaria, así como de la Sociedad Española de Sueño— y creencias y opiniones que, aunque respetables, carecen de respaldo científico.

Esto en parte sucede por las fuentes de información. Hoy en día cualquiera de nosotros puede acceder a través de internet a cualquier tipo de información sobre cualquier tema. Allí se mezcla de todo, ciencia y creencias, y se considera que son iguales criterios a años luz de rigor científico. Por desgracia, todo esto ha creado mucha confusión y ha desorientado a muchas mamás y papás, que no saben cómo educar a sus hijos respecto a los hábitos del sueño durante los primeros meses y años de vida.

A dormir se aprende

Casi todos los nuevos papás y mamás tienen conocimientos, al menos básicos, de cómo debe ser la alimentación o la higiene de sus hijos; esto los empodera y les da confianza en esa nueva situación. Sin embargo, el desconocimiento sobre los correctos hábitos del sueño es mayúsculo.

¿Qué sucede, entonces? Pues va a depender mucho de cómo sea el sueño del bebé. Si es un «buen dormidor», aunque los hábitos del sueño no sean los correctos, probablemente dormirá bien. Aún en estos casos, tener malos hábitos del sueño puede hacer que un niño que en potencia sea un buen dormidor, termine durmiendo mal. Es decir, para los niños con peor sueño, los hábitos correctos son imprescindibles para conseguir que acaben durmiendo correctamente. Y a los niños que duermen bien, los malos hábitos pueden acabar confundiéndoles y provocarles problemas del sueño.

Desde mi punto de vista, es necesario clarificar algunos conceptos sobre el sueño del recién nacido para que los padres puedan ayudarlos a dormir bien.

Dormir y comer, en bucle

El tipo de parto y la atención correcta tanto a la madre como al recién nacido son importantes para establecer una buena lactancia y un buen ritmo de vigilia-sueño durante las primeras semanas de vida. La alimentación en los primeros meses influye de manera decisiva en la evolución de los patrones de sueño; la concentración de melatonina en la leche materna es mínima al inicio del día y se incrementa en las tomas de la tarde y la noche; es posible que así se induzca el sueño del bebé.

Los recién nacidos tienen unos ritmos biológicos diferentes a los de los adultos: no son ritmos circadianos, que se repiten cada 24 horas aproximadamente, sino ultradianos. Cada cuatro horas aproximadamente repiten la misma secuencia: dormir, comer e interacción con el entorno. Así de forma repetida durante las 24 horas del día y la noche. La duración de estos ciclos puede variar entre unos niños y otros. Hay algunos que desde las primeras semanas de vida empiezan a alargar los ciclos durante la noche, consiguiendo hasta seis o más horas seguidas de sueño nocturno. Estos padres son afortunados. Pero esto no es lo normal ni lo esperable. Como con tantas cosas en la vida, son muy importantes las expectativas que se tengan. Si los nuevos papás esperan que su bebé empiece a dormir de tirón toda la noche o, al menos, gran parte de ella, desde las primeras semanas de vida, la frustración está garantizada.

Como consecuencia de los ritmos ultradianos, el sueño de los papás se ve alterado con frecuentes interrupciones nocturnas, sobre todo de la mamá, y más aún durante la lactancia. Estas primeras semanas y meses pueden ser un verdadero infierno. No conseguir dormir de tirón, noche tras noche, debido a los frecuentes despertares para tener que alimentar al bebé y atender otras necesidades, llega a ser agotador. De hecho, los estudios demuestran que el fraccionamiento del sueño de la madre durante el posparto está directamente relacionado con la depresión posparto.[1]

Por suerte —o por evolución natural—, esta situación va cambiando durante los primeros meses de vida. La situación va mejorando y la mayoría de los bebés van consiguiendo alargar el periodo de sueño nocturno, para tremendo alivio y alegría de sus papás. En torno a los seis meses, gracias a la maduración cerebral (sobre todo gracias a la maduración del marcapasos central situado en el núcleo supraquiasmático del hipotálamo), los bebés pasan de tener un ritmo ultradiano a un ritmo más parecido al circadiano de los adultos. En ese momento, el ciclo sueño/vigilia del niño pasa de ser dirigido por el hambre y la saciedad a ser orquestado por el ritmo circadiano, el ambiente social y los cambios luz-oscuridad. Es por ello que tiene poco sentido hablar de insomnio o problemas relacionados con la conciliación o el mantenimiento del sueño en un bebé menor de seis meses.

Características del sueño de los lactantes y consejos para prevenir problemas del sueño

Menores de dos meses

- El recién nacido duerme mucho, pero no puede hacerlo de forma seguida. Cada tres o cuatro horas se despierta: necesita comer, que le cambien y que le hablen.
- Después de comer, el bebé inicia lo que llamamos «sueño activo»: mueve los globos oculares, hace muecas, respira irregularmente, emite algún quejido y realiza pequeños movimientos con las extremidades. Aunque parezca que está inquieto, este tipo de sueño es normal y no se debe interrumpir bajo ningún concepto. Si se toca al niño, se coge o se acuna, se rompe el sueño normal y se dificulta su maduración.
- Después de unos treinta o cuarenta minutos, el bebé entra en el sueño más profundo, el «sueño tranquilo». Está totalmente relajado y respira suave y profundamente.

Entre dos y cinco meses

- Un sueño de calidad durante el día mejorará el sueño nocturno.
- Antes de cada periodo de sueño conviene tranquilizar al niño.
- Los movimientos durante unos minutos, el contacto cara a cara y las palabras suaves deben servir para tranquilizarlo (o reducir su nivel de activación), pero no para dormirlo.

Entre cinco y doce meses

- Desde los cinco meses de edad, el bebé capta todas las sensaciones que le transmiten los adultos. Si los padres son tranquilos y le hablan dulcemente, el bebé captará esta sensación y responderá de la misma manera. Por el contrario, si dudan, están inquietos o cambian continuamente de rutinas, el bebé se volverá inseguro y mostrará inquietud.
- Durante los primeros ocho meses, puede ser habitual y normal que el bebé se despierte por la noche.

A partir de los doce meses

- El niño puede empezar a comprender que se le está enseñando a dormir de manera autónoma.

Adaptado de *Guía Práctica sobre Trastornos del Sueño en la Infancia y Adolescencia en Atención Primaria*, Asociación Española de Pediatría de Atención Primaria, Ministerio de Sanidad, Política Social e Igualdad, 2011, p. 58, tabla 11.

El sueño a partir de los seis meses

Lógicamente, el cambio es progresivo, pero desde los cinco o seis meses de edad, la mayoría de los bebés empiezan a presentar un periodo nocturno de sueño de muchas horas de duración, facilitando de esta forma el sueño, el descanso y la salud de sus progenitores. Cuando esto sucede, toda la familia está feliz, aunque la situación sigue siendo compleja y la crianza del hijo no ha hecho más que empezar y durará muchos muchos años. Al menos ahora, en teoría, el sueño familiar es de calidad y ya sabes que una familia bien dormida tiene muchas más probabilidades de ser una familia feliz, con energía, empática, creativa y llena de planes e ilusiones.

Pero este cuento no siempre termina así. De hecho, muchas veces el relato es muy diferente. Puede ser que en tu familia ya lo hayas vivido de otra forma distinta. Cuando tus hijos duermen mal, sobre todo durante esos primeros meses de sueño fraccionado en los que estás al borde de la extenuación, oír historias de lo bien que duermen los hijos de los demás, la verdad, no hace mucha gracia.

No todos los bebés maduran en el mismo momento y la consolidación del sueño nocturno puede variar varias semanas e incluso meses entre unos y otros. Cuando hablamos de que un lactante duerme toda la noche, no significa que duerma sin interrupción, sino que se trata de un proceso en el cual el bebé adquiere la habilidad de dormir durante un periodo prolongado de tiempo, en un horario de sueño nocturno que coincida con el del resto de la familia y, por último, pero quizá lo más importante, de dormirse solo desde el inicio del sueño, así como en los despertares nocturnos.

En cuanto a los factores que influyen en el sueño infantil, así como en el posible desarrollo de un problema de insomnio, tenemos que distinguir entre:

- **Factores predisponentes para la aparición de un problema de insomnio:** herencia genética, conductas de la madre durante la gestación, expectativas parentales sobre el sueño del bebé.
- **Factores precipitantes que influyen de forma directa sobre los anteriores** para provocar la aparición de un problema de insomnio infantil: ambiente familiar desfavorable (relaciones fallidas de apego, familias desestructuradas, estrés familiar...), higiene de sueño deficiente, pautas educativas negativas (actitud paterna demasiado permisiva o demasiado estricta, colecho reactivo —del que hablaré a continuación—, límites imprecisos).
- **Factores perpetuantes,** como el mantenimiento de los malos hábitos del sueño, situaciones médicas o problemas de comportamiento, que pueden hacer que el insomnio infantil se cronifique.

Colecho, ¿sí o no?

Existen dos tipos de colecho. Por un lado, el colecho cultural, que es aquel en el que los padres, ya antes del nacimiento, han decidido que dormirán con su bebé, porque así es su tradición cultural y familiar o porque quieren hacerlo. Por otro lado, el colecho reactivo, que se produce cuando dormir con el bebé se utiliza como una herramienta para intentar solucionar sus problemas para conciliar el sueño solo, bien al inicio del sueño o durante los despertares nocturnos.

El colecho reactivo, dejar que el niño se meta en nuestra cama cuando se producen despertares nocturnos, es pan para hoy y hambre para mañana: solo perpetuará el problema de insomnio. Es uno de los factores tanto precipitantes como sobre todo perpetuantes del insomnio infantil en nuestra sociedad.

El insomnio infantil

Es muy importante distinguir lo que es normal y forma parte del proceso madurativo de aquello que es patológico y requiere una intervención para ser solucionado. Para ello es necesario entender qué es el insomnio infantil. El insomnio es una patología muy frecuente en edad pediátrica (se manifiesta en un 30% de niños menores de cinco años). Normalmente provoca una grave repercusión diurna a nivel cognitivo, emocional y de aprendizaje. Además, está relacionado con el desarrollo de una importante cantidad de enfermedades, además de afectar a la calidad de vida del niño y la familia.

Hablamos de insomnio infantil cuando existe una insatisfacción con la cantidad o calidad del sueño, resistencia a acostarse y despertares frecuentes, unido a la dificultad para dormirse de forma autónoma, sin la ayuda de los padres, tanto al inicio de la noche como en los despertares nocturnos. Debes tomar como valores de referencia una latencia del sueño (el tiempo que tarda en dormirse) mayor de veinte o treinta minutos, y frecuentes despertares nocturnos, que sumen más de sesenta minutos, en los que además sea necesaria la presencia de los padres para volver a dormirse.

No hay que olvidar que el hecho de que un niño se despierte por la noche es normal; todos lo hacen en mayor o menor medida. Lo que es patológico es que no sea capaz de volver a dormirse solo. Por eso es básico insistir en la importancia de ayudar a adquirir esa autonomía a la hora de dormirse a los niños pequeños. Si al inicio de la noche un niño siempre se queda dormido estando nosotros presentes, también necesitará nuestra presencia en los despertares nocturnos para volver a dormirse.

No me cansaré de insistir en lo importante que es enseñar a nuestros hijos a dormir bien, de forma autónoma, aún más teniendo en cuenta que las repercusiones son muchas y muy trascendentes para su salud y la de toda la familia. Las más frecuentes para el niño son somnolencia diurna, dificultades en la atención y memoria, cambios en el humor, problemas conductuales y peor rendimiento escolar. Puede afectar además al sistema cardiovascular, inmunológico y metabólico, así como provocar obesidad y alteración del crecimiento.

Causas del insomnio infantil

El insomnio infantil se puede producir por el desequilibrio en mayor o menor medida de alguno o varios de los cuatro componentes que intervienen en la maduración del sueño:

1. **Componente circadiano:** Normalmente existe un gran desconocimiento por parte de los padres de la fisiología y la evolución del sueño. La ausencia de programas formativos sobre el sueño y la salud en general y en cada una de las etapas de nuestra vida es la responsable de ello. Esto puede causar una desincronización entre la hora seleccionada por los padres para que el niño se duerma y el ritmo biológico del sueño del niño. Como ya te he comentado, el ritmo biológico circadiano se establece a partir de los cinco o seis meses de vida, con una hora de inicio del sueño propia de cada bebé. Muchas veces la hora seleccionada por los padres para que el niño duerma viene determinada por las necesidades familiares, sociales o laborales, y no, como debería ser, por la hora biológica de inicio del sueño del niño. Es por ello que tiene poco sentido hablar de insomnio o problemas relacionados con la conciliación o mantenimiento del sueño en un bebé menor de seis meses.
2. **Componente homeostático:** Cuanto mayor sea el número de horas despierto, mayor es la presión de sueño y menor la dificultad para conciliarlo. Te hablo de ello en el capítulo 11.
3. **Componente ambiental:** En este aspecto es determinante la presencia o ausencia de luz durante el día y la noche. Como te explico en el capítulo 2, la concentración de melatonina aumenta con la oscuridad al inicio de la noche. La presencia de luz inhibe su secreción, de modo que, si hay luz por la noche, la melatonina no llegará a la concentración necesaria en el momento de ir a la cama. La

supresión de la secreción de esta hormona en presencia de luz nocturna en los niños es muy drástica, llegando a un descenso del 88% de los niveles de melatonina, el doble que en adultos.

4. **Componente educativo:** Los buenos hábitos del sueño son imprescindibles para una vida saludable, aunque sean los más olvidados entre el resto de los hábitos y se le dé más importancia a la alimentación y al deporte, por ejemplo. Una correcta educación sobre estos hábitos desde edades muy tempranas se asocia a una mejor calidad de sueño.

Además de estos componentes comunes, cabe apuntar que el sueño del lactante está influido por el ambiente que ha vivido en la etapa fetal, ya antes del nacimiento. El estrés materno durante el tercer trimestre del embarazo provoca un retraso en la aparición del ritmo diurno de cortisol del bebé, necesario para la consolidación del ritmo sueño-vigilia.

El insomnio conductual

El insomnio conductual es el más frecuente en niños pequeños, les ocurre entre el 10 y el 30% de los niños. Pueden presentar dificultad para conciliar y/o mantener el sueño, con imposibilidad de volver a dormirse de manera autónoma tras los despertares nocturnos. Es el motivo más frecuente de consulta de insomnio en atención primaria. Esta alteración del sueño del niño afecta también a su comportamiento durante el día, así como al sueño de los padres y al funcionamiento familiar.

A menudo, el insomnio conductual es el resultado de una asociación inapropiada con el sueño. Aparece como resultado de crear una dependencia a una estimulación específica con algún objeto o acción al inicio del sueño: mecer al niño, pasear en el cochecito, ver la televisión, utilizar aparatos digitales... He conocido casos de padres tan desesperados por la dificultad del niño para dormirse, que lo subían al coche y conducían varios kilómetros hasta que este se quedaba dormido. También es común asociar el sueño a ciertos objetos, como el biberón, o a ciertos ambientes (habitación iluminada, padres en la habitación o dormirse en la cama de los padres). La ausencia de estas acciones u objetos provoca las dificultades, mientras que su restablecimiento facilita el sueño. Como ya he avanzado antes, estos niños suelen presentar despertares frecuentes durante la noche, terrores nocturnos o ansiedad por dormir solos. Se considera que existe un trastorno si las asociaciones son muy problemáticas y exigentes, si el inicio del sueño se retrasa significativamente o si el sueño se interrumpe en ausencia de esas condiciones y requiere con frecuencia la intervención de los padres.

Puede ser que te sorprenda que el biberón sea un objeto que no se debería asociar al sueño del niño. Creo que esto merece una explicación más amplia, ya que dormir al niño mientras se le da el biberón o el pecho es un mal hábito muy extendido. El sueño y la alimentación son dos pilares básicos para nuestra salud y la de nuestros hijos, dos pilares muy interrelacionados: dormir mal engorda y los malos hábitos alimenticios pueden empeorar nuestro sueño. Que estén tan relacionados no quiere decir que se deban mezclar o utilizar uno como inductor del otro. La alimentación y el sueño se deben separar. ¿Verdad que los adultos no nos dormimos comiendo? Y, si eso ocurre, es un síntoma claro de alguna patología o de una privación crónica severa del sueño. Con los niños debería suceder lo mismo: la alimentación y el sueño deben separarse. Esto sirve tanto para la lactancia materna con pecho como para el biberón.

Cuando alimentamos a los niños, deben terminar de comer y que haya una separación con el inicio del sueño. No es necesario que sea un tiempo excesivamente largo, pero sí lo suficiente para que el niño entienda que son dos acciones diferentes. Si el lactante se duerme en el pecho o tomando el biberón, asociará alimentación y sueño; esto, además de no ser saludable a nivel digestivo, creará esta errónea asociación y el bebé usará la alimentación como un hipnótico, cuando no debería serlo. Por eso, si los niños se acostumbran a dormirse mamando o tomando el biberón, muy probablemente volverán a reclamarlo en los despertares nocturnos, ya que, al haberlos convertido en un elemento externo de su sueño, son incapaces de volver a dormirse sin ellos. Muchos niños, a medida que van creciendo, utilizan el pecho materno como un chupete; realmente no se alimentan, pero necesitan el pecho para volver a dormirse, ya que siempre lo han hecho así. Esto irremediablemente repercutirá tanto en la calidad del sueño del niño como en el de la madre.

En otros casos, el insomnio está causado por la ausencia de límites paternos ante la resistencia del niño a acostarse. Para enseñar los correctos hábitos del sueño, igual que sucede en cualquier otro aspecto de la educación de nuestros hijos, los límites son imprescindibles y su ausencia solo genera niños desorientados y perdidos.

Una mala higiene del sueño de los padres también puede ser el desencadenante de un problema de insomnio infantil. Por ejemplo, que la familia esté habituada a hacer siestas diurnas tardías, al consumo de sustancias estimulantes, a un horario irregular, a las actividades mentales, emocionales o físicas excitantes y perturbadoras próximas a la hora de acostarse, o que el ambiente en el hogar sea inadecuado para dormir (ruidos, estimulación luminosa, pantallas, etc.).

En resumen, la causa más habitual del insomnio es conductual. Aun así, en los casos que no se solucione el problema de insomnio corrigiendo las conductas y los hábitos incorrectos, es necesario consultar con un especialista para llegar a un diagnóstico de certeza y decidir el tratamiento más adecuado, puesto que, en algunas ocasiones, las menos frecuentes, el insomnio infantil está asociado a enfermedades como reflujo gastroesofágico, dermatitis, alergias... En otras se asocia a enfermedades neurológicas o psiquiátricas, y en ocasiones se asocia a otros problemas primarios del sueño como apnea obstructiva del sueño o síndrome de piernas inquietas, aunque esto último es poco frecuente en niños pequeños.

Si se descartan estas otras causas, el diagnóstico será de nuevo insomnio conductual; seguramente las medidas llevadas a cabo por los padres no han sido lo suficientemente correctas o duraderas para dar el resultado deseado. Son muchos los padres que acuden a nuestra consulta debido a un problema de un insomnio infantil y, aunque en principio ya han realizado métodos conductuales para solucionar el problema, al repasar los distintos pasos con ellos, la mayoría de las veces encontramos dónde hay que reforzar la conducta o qué hábitos quedan por corregir. Entonces el niño vuelve a dormir bien y toda la familia vuelve a ser feliz.

Pocas patologías del sueño—y ya sabes que existen muchas— son tan agradecidas de tratar y tienen un resultado tan satisfactorio para toda la familia como el insomnio infantil por causa conductual. «Parece mentira que fuese tan sencillo y que hayamos tardado tanto tiempo en ponerle solución», dicen muchos padres cuando por fin pueden descansar.

Asegurar una correcta higiene del sueño

Una vez que somos conscientes de que existe un problema de insomnio infantil en casa, debemos intentar instaurar unas medidas para solucionarlo. Estas medidas no han de ser nunca de inicio un tratamiento farmacológico, ni con antihistamínicos ni melatonina, y menos aún sin control ni prescripción médica. Lo primero es asegurarnos de que existe una buena higiene del sueño y que se dan las condiciones idóneas para que el niño pueda dormir correctamente.

Recomendaciones de higiene del sueño para bebés

- Establecer rutinas estables previas al sueño, como contar un cuento.
- Marcar horarios regulares para acostarse y levantarse.

- No castigar al niño con irse a dormir, a la cama o a su cuarto: el niño debe asociar el sueño con algo natural y placentero, no con un castigo.
- Favorecer la actividad física durante todo el día y evitarla a última hora.
- Evitar las pantallas al menos desde la hora de la cena si los niños tienen más de dos años y limitar su uso al mínimo durante el resto del día (la Sociedad Americana de Pediatría desaconseja el uso de las pantallas de los aparatos digitales hasta los dos años de edad).
- Mantener la temperatura ambiente entre 19 y 22 °C, iluminación muy tenue y cálida, así como un ambiente silencioso.

El tratamiento conductual

Una vez que te hayas asegurado de tener una buena higiene del sueño, puedes empezar con las medidas conductuales, es decir, enseñar estrategias que ayuden a favorecer conductas adecuadas. Deben participar en ellas todos los miembros de la familia que puedan estar relacionados con el sueño del niño, incluidos los abuelos y otros familiares que en algún momento puedan estar en contacto con el niño durante el sueño.

Una de las principales estrategias del tratamiento conductual para el insomnio es la *extinción*, que consiste en ignorar por completo la demanda del niño al iniciar el sueño o al despertar. Esta demanda puede consistir en llantos, gritos, golpes, «tengo sed», «tengo pipí», etc. Esta estrategia acorta la latencia del sueño y disminuye los despertares. Si el niño ya camina y acude a la cama de los padres, estos deben llevarlo de nuevo a su cama sin permitir la interacción, es decir, con el menor número de reacciones posibles ante las acciones del niño. Al principio puede que el niño aumente su queja: es lo que se llama «estallido de extinción», y consiste en que el niño aumenta la intensidad de la intromisión para conseguir sus objetivos mediante la reacción de sus padres. Si los padres consiguen persistir en la ignorancia de la demanda del niño, la conducta problemática irá disminuyendo. El proceso psicológico que se activa es la eliminación de reforzadores.

Un ejemplo de este tipo de extinción sería un despertar a media noche del niño, que está en su habitación. Como está acostumbrado a que sus padres sean un elemento externo de su sueño, porque al inicio del sueño siempre se duerme con alguno de ellos en la cama, al faltar ese elemento en el despertar nocturno, que para él es imprescindible para dormirse, el niño reclamará la presencia de sus padres y lo hará de la forma que sabe: llorando si es pequeño o con palabras si ya sabe hablar. Como los padres no responden a la queja del niño, este termina levantándose para ir a la cama de sus padres. Estos, ya despiertos por los llantos, charlas o gritos de su hijo, se levantan y, mediando pocas palabras, llevan al niño a su cama. En el trayecto, le pueden decir: «Cariño, recuerda que tienes que dormir tu solito y que los papis te están enseñando a que seas capaz de hacerlo». Dejan al niño en su cama y todos vuelven a intentar dormir. Normalmente, el niño repetirá su conducta una o varias veces más. Los padres deben repetir lo mismo una y otra vez, hasta que el niño se quede dormido solo o, en algunas ocasiones, las más duras, hasta que se acabe haciendo de día y toque levantarse.

A veces, esta extinción total puede resultar demasiado brusca e intensa para la mayoría de los padres y eso hace que muchas veces sea difícil de cumplir. A mí, personalmente, me gusta más una extinción gradual y los padres que acuden a consulta suelen aceptarla mejor. En la extinción gradual también se ignora la conducta del niño, pero se hace de manera progresiva, incrementando poco a poco el tiempo en el que se deja de interactuar con él.

El momento de irse a su habitación

Cuando el ritmo del niño pasa de ser ultradiano a circadiano, además de que ya se puede empezar a aplicar la buena higiene del sueño, intentar en la medida de lo posible que el niño no asocie al sueño la presencia de los padres y dejar de darle de comer por la noche —esto puedes consultarlo con tu pediatra, que conocerá perfectamente su estado madurativo—, el niño ya puede pasar a dormir a su habitación. De esta manera, sus pequeños despertares, que son normales, y en los que puede emitir mínimos sonidos, a ti no te despertarán, y él volverá a dormirse sin problemas. Sin embargo, si está en tu habitación, es muy probable que te despiertes y tengas la tentación de cogerlo o de acariciarlo. Entonces, lo acostumbrarás a ello y más adelante lo reclamará en sus despertares.

Cuando el niño está recibiendo lactancia materna, la recomendación es dormir en la habitación de los padres hasta el año de edad, puesto que esto estimula la lactancia. Pero eso no quiere decir que haya que calmarlo con el pecho o alimentarlo en los despertares. Compartir habitación no es lo mismo que compartir cama: el bebé debe dormir en su cuna junto a la cama de los padres, no en la cama de los padres. A partir del año de edad, si no se ha hecho antes, el niño debería dormir en su habitación y de ninguna manera comer por la noche. Al año de edad, los niños ya tienen un ritmo de vigilia y sueño circadiano, que se repite cada 24 horas, con un periodo de sueño principal nocturno, acompañado de varias siestas de duración variable durante el día.

En casa del herrero, cuchillo de palo

Puedo contarte mi pequeño secreto en cuanto al insomnio infantil, una intimidad que estoy encantado de compartir contigo si puede serte de ayuda. Quizá con ello te sea más fácil y práctico aplicar estas medidas conductuales, pues a veces más vale un ejemplo que una lección magistral de medicina. Además de ser médico enamorado del sueño, tengo otro amor todavía mayor: mi familia. Tengo la suerte de tener dos hijos maravillosos que ya están entrando en la adolescencia. Pau tiene quince años y Xavi, trece. Han tenido la suerte (o la desgracia, según se mire) de ser hijos del Doctor Sueño y, sobre todo, de tener una madre extraordinaria y metódica hasta la extenuación. Sinceramente, creo que para ellos ha sido una suerte, porque les ha servido para valorar la importancia del sueño y tener buenos hábitos y rutinas en torno a él. Quizá habría que preguntarles a ellos qué piensan sobre el tema.

Como suele pasar en estos casos, en casa del herrero, cuchillo de palo. Si por un momento has pensado que regular el sueño de mis críos ha sido fácil, tengo que confesarte que no lo ha sido en absoluto. Entre los dos podrían llenar de casos un tratado de medicina del sueño infantil: ronquido infantil y apnea obstructiva del sueño infantil, parasomnias con episodios variados y divertidos, sonambulismo, despertares confusionales y somniloquia (hablar dormido). Pero, volviendo al tema que nos ocupa en este capítulo, mis dos retoños eran dos potenciales casos de insomnio infantil. Su sueño siempre fue complicado y yo tenía que soportar los comentarios de los amigos graciosillos que, cuando me veían por el día tras una de esas noches de «pelea nocturna», te soltaban con retintín: «Qué mala cara tienes hoy, ¿es que no has dormido bien?». Vamos a ver: con dos bebés, ¿qué cara se supone que se puede tener si no has tenido la fortuna de tener dos de aquellas extrañas maravillas que duermen ocho horas de tirón desde el segundo mes? Si has tenido ganas alguna vez de cargarte a alguien por algún comentario, seguramente una mala noche previa haya podido influir en esa irritabilidad.

Si mis queridos hijos hubieran nacido en una familia como son la gran mayoría, es decir, sin conocimientos sobre el sueño, la hubiesen liado bien liada. Es posible que fuesen de esos adolescentes que todavía duermen con sus padres porque siempre lo han hecho. Por suerte, en casa las rutinas y los hábitos del sueño los teníamos muy claros. Conocíamos las características circadianas propias de cada edad y seguimos de la mejor manera posible todas las pautas educativas y conductuales para evitar que nuestros hijos acabasen teniendo un trastorno de insomnio infantil. Fueron muchas las noches de despertares por distintos motivos, con muchos despertares en una misma noche y muchas noches seguidas. En ciertas temporadas tuvimos incluso meses de sueño fraccionado para toda la familia. Teníamos dos huesos duros de roer, pero al final conseguimos evitar la catástrofe y hoy son dos jóvenes adolescentes con las ideas muy claras sobre la importancia del sueño y las pautas a seguir. Cada noche, durante muchos años (y ahora que no me oyen os puedo confesar que incluso a día de hoy), me he tumbado con ellos en la cama antes de dormir para hacerles la obligada *rascadeta* (rascadita), pues en casa nunca han faltado caricias y cuidados. Pero, eso sí: me voy de la habitación antes de que se duerman; siempre lo he hecho así. Tras compartir ese maravilloso tiempo con ellos, que sin duda en breve recordaré con nostalgia, me despido, les doy un beso de buenas noches, les recuerdo que los quiero y salgo de su dormitorio estando ellos despiertos.

Han sido múltiples las ocasiones en las que han intentado meterse en nuestra cama, con inimaginables excusas o utilizando admirables métodos de desplazamiento silencioso propios de un espía de película. La respuesta ha sido siempre la misma: «Tienes que dormir en tu habitación», y si se resistían y no se marchaban, tocaba levantarse y acompañarlos hasta su cama. En ocasiones, esta secuencia se repetía varias veces en una misma noche, pero nuestra respuesta a su conducta a extinguir era siempre coherente, la misma.

Por supuesto, aunque Pau y Xavi sean hijos del Doctor Sueño y de una madre muy disciplinada, ha habido excepciones. Algún día que estaban enfermos y en los viajes con habitaciones con condiciones especiales, han terminado durmiendo en nuestra cama. Siempre les hemos dejado claro que era una excepción y nunca hemos utilizado este recurso como una solución para intentar seguir durmiendo. Recuerda: el colecho reactivo es pan para hoy y hambre para mañana. Además, un niño con insomnio infantil tiene muchas más probabilidades de tener insomnio de adulto que un niño con buen sueño y con unos correctos hábitos adquiridos a la edad que tocaba.

Que no se te olvide...

- El tema sobre el que mayor desconocimiento, desinformación e información confusa existe es el del sueño durante los primeros meses de vida.

- Los recién nacidos tienen unos ritmos biológicos diferentes a los de los adultos: no son ritmos circadianos, de unas 24 horas, sino ultradianos. Cada cuatro horas aproximadamente repiten la misma secuencia: dormir, comer e interactuar con el entorno.

- El fraccionamiento del sueño de la madre durante el posparto está directamente relacionado con la depresión posparto.

- Hablamos de insomnio infantil cuando existe insatisfacción con la cantidad o la calidad del sueño, resistencia a acostarse y despertares frecuentes, unido a la dificultad para dormirse de forma autónoma, sin la ayuda de los padres, tanto al inicio de la noche como en los despertares nocturnos.

- Muchas veces la hora seleccionada por los padres para que el niño duerma viene determinada por las necesidades familiares, sociales o laborales, y no, como debería ser, por la hora biológica de inicio del sueño del niño.

- El insomnio conductual es el resultado de una asociación inapropiada con el sueño. Aparece como resultado de crear una dependencia a una estimulación específica con algún objeto o alguna acción al inicio del sueño.

- Cuando alimentamos a los niños, debe haber una separación entre el final de la comida y el inicio del sueño.

- Una mala higiene del sueño de los padres también puede ser el desencadenante de un problema de insomnio infantil.

11
EL SUEÑO EN LA INFANCIA

En el capítulo anterior hemos visto que entre los seis meses y el año de edad es fundamental adquirir unos correctos hábitos del sueño. En esa etapa, los niños tienen que hacer acopio de la suficiente confianza para dormir de forma autónoma y no necesitar a los padres como elemento externo de su sueño. La obligación como padres no es dormir al niño, sino facilitarle las circunstancias para que sea él quien concilie el sueño y aprenda a dormirse solo. Ese es el primer paso, y seguramente el más importante, en el sueño infantil. Pero ahí no termina la responsabilidad de los padres en la educación de sus hijos en los aspectos relacionados con el sueño.

Sabemos que el sueño infantil cumple una función reguladora y reparadora del organismo. Por la importancia del sueño en la salud, en el bienestar físico y mental, y por su enorme trascendencia en el crecimiento y la maduración infantil, a dormir no solo se debería enseñar en casa, sino también en la escuela. Todos deberíamos aprender desde bien pequeños que dormir bien es tan imprescindible como los dos otros pilares de la salud: la actividad física y la nutrición.

Si en los comedores infantiles se programan menús saludables (muy a pesar de lo que les gustaría a muchos niños), y si la escuela fomenta la actividad deportiva, ¿por qué no existen programas escolares sobre el sueño? ¿Por qué no se les habla a los niños sobre la importancia de dormir bien y de las consecuencias de la privación del descanso? ¿Has oído hablar de alguna escuela que siga algún tipo de medida para conseguir que sus alumnos duerman mejor? ¿Conoces algún programa de la consejería de sanidad o de educación de tu comunidad para fomentar que los niños duerman más y mejor, y que dejen de estar privados de sueño de manera crónica? La mayoría de las veces la respuesta es NO. Los programas de formación escolar sobre el sueño son prácticamente inexistentes. De hecho, son una excepción. Esta es, sin duda, una de las grandes asignaturas pendientes de todos aquellos que de forma pública o privada se dedican a la educación infantil y a la salud pública.

Pequeños durmientes

En el capítulo anterior ya viste que es necesario que los padres creen unas condiciones adecuadas para que el bebé establezca su propio ritmo de sueño, consolidando su sueño según las distintas etapas de la maduración cerebral.

A estas alturas no tengo ninguna duda de que entiendes la importancia del sueño en las primeras etapas de la vida. Aun así, me gustaría darte algún dato más. El sueño es la actividad a la que más tiempo dedicamos durante los primeros años de vida. Un niño de dos años ha pasado unos 13 meses durmiendo, unas 9.500 horas, en contraste con las 8.000 horas que ha pasado sumando todas las actividades que ha realizado despierto. Entre los dos y los cinco años, deberían pasar el mismo tiempo durmiendo que despiertos. Desde los cinco años hasta el inicio de la adolescencia, a los doce años, el sueño debería ocupar un 40% del tiempo.

Para concretar el número de horas que duermen los niños a cada edad, los bebés de 4 a 12 meses duermen de 12 a 16 horas al día, incluyendo siestas. Los niños de uno a dos años necesitan dormir de 11 a 14 horas. En preescolar (de los tres a los cinco años), deben dormir de 10 a 13 horas. Y en primaria, de los seis a los doce años, de 9 a 12 horas.

Consejos para cuidar el sueño infantil de los dos a los cinco años

- Durante una o dos horas previas al sueño nocturno, se evitarán las actividades estimulantes y enérgicas. Por el contrario, hay que mantener una rutina presueño con actividades tranquilas y finalizarla en el dormitorio.
- Regularidad de horarios: se debe mantener una hora constante de acostarse y de levantarse. No debe haber más de una hora de diferencia de un día a otro. Durante el día, es recomendable que los niños duerman la siesta, como complemento al sueño nocturno. Sin embargo, hay que evitar las siestas prolongadas o tardías (más allá de las 17 horas).
- Cuando de manera esporádica tu hijo tenga dificultades para conciliar el sueño, reflexiona sobre lo acontecido ese día y ármate de paciencia. Debes transmitirle seguridad y tranquilidad. No impongas ninguna hora límite para que se duerma ese día: le

será muy difícil cumplirla y eso aumentará su angustia y nerviosismo.

- No pierdas la calma a la hora de mandar a dormir al niño. El mensaje que deseamos transmitir es: «Eres capaz de disfrutar durmiendo solo». Si los padres se enfadan, el niño se agitará aún más.
- No mandes a tu hijo a la cama con hambre. Un refrigerio ligero (como leche y galletas) antes de acostarse es recomendable. Sin embargo, las comidas pesadas dentro de una o dos horas antes de acostarse pueden interferir con el sueño.
- El niño debe dormir siempre en su cama.
- Establece un diálogo familiar sobre el sueño y su importancia.
- Asegúrate de que tu hijo pasa cada día dos horas al aire libre, expuesto a la luz natural.
- Debes favorecer un ambiente propicio al final de la tarde, con actividades relajantes, evitando la exposición a la luz intensa y el uso de tecnologías por la exposición a pantallas con luz azul.
- Hay que evitar los productos que contienen cafeína durante, al menos, varias horas antes de acostarse (esto incluye refrescos con cafeína, café, té y chocolate).
- Es importante que los padres demos ejemplo con nuestros propios hábitos.
- Es importante que no haya televisión en la habitación de los niños ni adolescentes.
- Los móviles, tablets y demás dispositivos deben permanecer fuera de la habitación del niño y silenciados durante el tiempo de sueño nocturno.

- No uses la habitación de tu hijo para castigarlo.
- Mantén la habitación de tu hijo a una temperatura agradable (de 19 a 22 °C), oscura y tranquila. Una luz nocturna de bajo nivel es aceptable para los niños que sienten pánico a la oscuridad.

Los trastornos del sueño en la infancia

Aproximadamente un 30% de los niños y adolescentes presentan alguna alteración relacionada con el sueño a lo largo de su crecimiento. A pesar de que los trastornos del sueño ocupan aproximadamente un 20% de las consultas en atención primaria pediátrica, estos trastornos no suelen percibirse como una enfermedad en casa, por lo que muchas veces son asumidos por las familias y no se consultan con el médico, tendiendo a perpetuarse.

Existe también, debido a la falta de presión asistencial en este campo, un cierto desinterés por parte de los profesionales sanitarios, aunque gracias al trabajo de muchas sociedades científicas, como la Sociedad Española del Sueño, la Sociedad Española de Pediatría Extrahospitalaria y otras muchas sociedades en distintos países, el interés de los profesionales sanitarios por los trastornos del sueño pediátricos es cada vez mayor, lo que ayuda a un diagnóstico más temprano y, por lo tanto, a iniciar el tratamiento correcto.

Es fundamental que el pediatra en atención primaria eduque de forma activa a los padres sobre los hábitos correctos del sueño. Además, es aconsejable que en cada visita se valore la calidad del sueño para poder realizar de esta manera un diagnóstico y un tratamiento precoz en el caso de que exista un trastorno, pues son mucho más frecuentes de lo que parece y pueden tener importantes repercusiones en la salud infantil si no se diagnostican y se tratan a tiempo, como ya he comentado. Además, los niños mal dormidos tienden a tener más problemas del estado de ánimo, son más compulsivos y presentan mayor tendencia a la irritabilidad y peor control emocional.

Los síntomas más frecuentes de los trastornos del sueño infantil son los siguientes. Si tu hijo presenta alguno, te aconsejo que hables con su pediatra.

Síntomas nocturnos	Síntomas diurnos
Ronquido	Fatiga
Respiración dificultosa	Cefalea matutina
Sueño inquieto	Hipersomnia
Despertares frecuentes	Trastornos neuropsicológicos y conductuales
Cambios posturales	Hiperactividad
Respiración bucal	Déficit de atención
Pausas respiratorias	Agresividad
Sudoración profusa	Bajo rendimiento escolar
Hiperextensión del cuello	Retraso del desarrollo ponderoestatural
Enuresis secundaria	Alteración de la respiración
Parasomnias (pesadillas, terrores nocturnos, sonambulismo)	

Los trastornos respiratorios durante el sueño

Los trastornos respiratorios, como el ronquido y la apnea del sueño, son muy frecuentes entre los niños y pueden tener importantes repercusiones en la salud infantil si no se tratan a tiempo. El ronquido infantil no es normal, al menos si aparece de forma frecuente, varios días a la semana, durante gran parte de la noche y fuera de episodios de infecciones de las vías respiratorias altas. Por su parte, el síndrome de apnea hipopnea del sueño en la infancia, que comporta la falta de oxígeno intermitente junto a la fragmentación del sueño, produce una respuesta inflamatoria de todo el organismo y puede causar daños muy graves. La hipertrofia de las amígdalas es una causa frecuente en la primera infancia, mientras que la obesidad infantil, cada vez más frecuente, ha provocado un aumento en la prevalencia de esta patología.

Para determinar si tu hijo sufre un trastorno respiratorio, puede ser útil un cuestionario como el que sigue. Si respondes afirmativamente a ocho o más de las preguntas, habla con su pediatra o acude a una unidad de medicina del sueño.

1. ¿Ronca más de la mitad del tiempo?	SÍ	NO	NS
2. ¿Siempre ronca?			
3. ¿Ronca con fuerza?			
4. ¿Tiene una respiración agitada o movida?			
5. ¿Tiene problemas para respirar o lucha para respirar?			
6. ¿Alguna vez ha visto a su hijo parar de respirar durante la noche?			
7. ¿Durante el día su hijo suele respirar con la boca abierta?			
8. ¿Se levanta con la boca seca?			
9. ¿Se orina de manera ocasional en la cama?			
10. ¿Su hijo se levanta como si no hubiese descansado?			
11. ¿Tiene problemas de excesivo sueño (somnolencia) durante el día?			
12. ¿Le ha comentado algún profesor que su hijo parezca dormido o adormilado durante el día?			
13. ¿Le cuesta despertarle por las mañanas?			
14. ¿Se levanta por la mañana con dolor de cabeza?			
15. ¿Su hijo no ha tenido un crecimiento normal en algún momento desde que nació?			
16. ¿Tiene sobrepeso?			
17. ¿Su hijo a menudo parece que no escucha cuando se le habla directamente?			
18. ¿Tiene dificultades en tareas organizadas?			
19. ¿Se distrae fácilmente con estímulos ajenos?			
20. ¿Mueve continuamente sus manos o pies o no para en la silla?			
21. ¿A menudo actúa como si tuviera un motor?			
22. ¿Interrumpe o se entromete con otros (p. ej.: en conversaciones o juegos)?			

(Positivo si ≥ 8 respuestas positivas, sensibilidad del 78 % y una especificidad del 72 %). An Pediatr (Barc). 2007; 66: 121-128.

Que no se te olvide...

- La obligación como padres no es dormir al niño, sino facilitarle las circunstancias para que sea él quien concilie el sueño y aprenda a dormirse solo.

- Por la importancia del sueño en la salud, en el bienestar físico y mental, y por su enorme trascendencia en el crecimiento y la maduración infantil, a dormir no solo se debería enseñar en casa, sino también en la escuela.

- El sueño es la actividad a la que más tiempo dedicamos durante los primeros años de vida.

- Los niños mal dormidos tienden a tener más problemas anímicos, son más compulsivos y presentan mayor tendencia a la irritabilidad y peor control emocional.

- El ronquido infantil no es normal, al menos si aparece de forma frecuente, varios días a la semana, durante gran parte de la noche y fuera de episodios de infecciones de las vías respiratorias altas.

- El síndrome de apnea hipopnea del sueño en la infancia, que comporta la falta de oxígeno intermitente junto a la fragmentación del sueño, produce una respuesta inflamatoria de todo el organismo y puede causar daños muy graves.

12
EL SUEÑO DE LOS ADOLESCENTES

¡Ah, la adolescencia! Esa maravillosa etapa de la vida en la que dejamos de ser niños para convertirnos en adultos. Es un periodo de gran crecimiento. Los rasgos de maduración corporal son muy evidentes y los órganos sexuales internos y externos se desarrollan hasta alcanzar la capacidad reproductiva. Se desarrollan también la identidad y en gran medida la autonomía personal, aunque existen diferencias importantes entre chicos y chicas y en general entre personas. Algunas parecen tener una adolescencia mucho más prolongada, para desesperación de sus padres.

A veces, sobre todo en los primeros años de este periodo, los logros en la autonomía crean confusión tanto en los mismos adolescentes como en los padres. Empiezan a ser adultos, pero nosotros seguimos viéndolos como niños. Escenario ideal para que surjan conflictos, ¿no es cierto?

Pero vayamos al tema que nos ocupa y que a mí especialmente me preocupa. Y es que no estamos cuidando el sueño de nuestros adolescentes. Por regla general los adolescentes duermen muchas menos horas de las que necesitan, y esto es reflejo de los nefastos horarios de nuestra sociedad, de los malos hábitos y del menosprecio histórico hacia el sueño. Los horarios escolares y de actividades extraescolares, familiares y de ocio son incompatibles con conseguir el número necesario de horas de sueño, incompatibles con un buen descanso.

Además, hemos normalizado la privación crónica de sueño de nuestros jóvenes, como si no fuese posible revertir la situación. ¿Te imaginas que hubiésemos normalizado que fumar es normal y no se hubiesen llevado maravillosas campañas de salud pública para combatir el tabaquismo? Eso es lo que sucede con el sueño de los adolescentes. Que casi todos duerman mal no es excusa para no poner medidas para cambiar.

El cerebro adolescente

Para entender la magnitud del problema, permíteme que me extienda un poco sobre el cerebro del adolescente. Entre los diez y los diecinueve años, según la OMS, la estructura cerebral experimenta grandes cambios. Es un proceso extraordinario en el que se generan millones de nuevas conexiones neuronales en un auténtico espectáculo fisiológico.

Cabe aclarar que la neuroplasticidad, la creación de nuevas conexiones neuronales, por suerte y en contra de lo que se pensaba en el pasado, continúa toda la vida. Nuestras experiencias vitales —viajar, estudiar una carrera, conocer gente, enamorarnos, un cambio de casa o de ciudad, una enfermedad, aprender un nuevo deporte...— implican reajustar lo que habíamos aprendido para integrar la nueva vivencia. Las distintas experiencias y los aprendizajes que vivimos transforman la estructura de nuestro cerebro. Y el sueño es fundamental para que esta transformación se produzca con éxito. Es durante el sueño cuando esas nuevas sinapsis, esas nuevas vivencias, se consolidan.

Pero si bien la neuroplasticidad cerebral nos acompaña durante toda la vida, el neurodesarrollo fundamental, el periodo de maduración del cerebro, se produce desde el nacimiento hasta la edad adulta, hacia los diecinueve o veinte años aproximadamente. Es un proceso ordenado que empieza por las áreas posteriores del cerebro y avanza hacia las anteriores. Así, cada área adquirirá la madurez en el momento adecuado. Si bien a los diez años el cerebro alcanza prácticamente el tamaño que tendrá de adulto, en la adolescencia acontece una gran reorganización. Algunas áreas aumentan de tamaño, otras se reducen, y se crean nuevos circuitos neuronales que permiten, por ejemplo, desarrollar el pensamiento analítico propio del ser humano, el que nos permite tomar decisiones basadas en el análisis crítico de las situaciones.

Esos profundos cambios en la estructura cerebral llevan a una transformación espectacular en la forma de ser, en la conducta, las emociones, las relaciones sociales y la manera de pensar del adolescente. Otras capacidades, como la memoria, el lenguaje y el aprendizaje complejo, que empezaron a desarrollarse durante la infancia, en la adolescencia se perfeccionan. Las habilidades que el chaval o chavala ya dominaba y sigue utilizando, consolidarán sus circuitos. En cambio, las habilidades infantiles que el adolescente deja de practicar utilizarán menos los circuitos que las sustentan, y sus sinapsis terminarán por perderse. Es como una gran poda cerebral: la eliminación de lo superfluo e innecesario. Quizá ahora entiendas por qué has perdido algunas habilidades que tenías de niño. Si los mayores te recuerdan lo bien que dibujabas, que hacías verdaderas acrobacias, o que eras un *crack* con el yoyó, ahora te resultará difícil retomar esas capacidades que abandonaste (aunque no imposible: ¡no desfallezcas en el intento!).

La aparición de los nuevos circuitos más complejos para la toma de decisiones abarca áreas cerebrales más extensas que deben conectarse entre sí. La localización principal de estos circuitos, los que nos permiten pensar de forma más crítica a la hora de tomar decisiones, es la corteza prefrontal, en la zona anterior del cerebro, que es la última en madurar. Y justo es la parte del cerebro que sufre especialmente la falta de sueño y el exceso de aparatos digitales.

La corteza prefrontal humana es proporcionalmente mucho mayor que la de cualquier otra especie. Gracias a su gran desarrollo, el *Homo sapiens* consiguió dominar el planeta. En ella tienen lugar las funciones cognitivas más delicadas: la toma de decisiones, la planificación de tareas y tiempos, la inhibición del comportamiento inadecuado o la socialización, y en ella reside también nuestra autoconciencia. Es imprescindible para la interacción social, porque nos permite leer el comportamiento de los otros, sus acciones y gestos, la gestualidad facial que nos da información sobre el estado de ánimo y nos permite empatizar. Además, la corteza prefrontal permite gestionar las emociones, para que, en vez de quedar secuestrados por ellas, podamos transformarlas en sentimientos, tomando conciencia de la emoción. Coincidirás conmigo en que sin esta función cerebral las cosas serían bastante más difíciles.

Es a lo largo de la adolescencia cuando se produce la maduración del lóbulo prefrontal, por lo que todas estas habilidades no están todavía consolidadas en la adolescencia temprana. Se irán adquiriendo paulatinamente. Eso sí: la correcta formación de estos circuitos requiere un elevadísimo consumo de energía. Y para eso es imprescindible un sueño de cantidad y calidad adecuados.

El baile de emociones

Para tomar decisiones, además del análisis de los datos objetivos que nos llegan a través de los sentidos, intervienen las emociones, donde es clave el sistema límbico.

El sistema límbico nos permite procesar emociones y recompensas. Cuando nos lo estamos pasando bien, cuando hacemos cosas emocionantes, el sistema límbico nos recompensa con una descarga de dopamina, el neurotransmisor del placer. En el cerebro adolescente, el sistema límbico responde con más fuerza a esa recompensa que en el cerebro del adulto. Es precisamente en la adolescencia, durante la maduración cerebral de las áreas frontales, cuando se integran los circuitos emocionales y cognitivos. Para que se produzca esta unión entre lo racional y lo emocional se crean nuevas sinapsis que, al principio, serán débiles y fácilmente cambiantes, hasta que la habilidad de tomar decisiones mejore y, a fuerza de repetirse, se consoliden. Para esta consolidación es imprescindible el sueño, ya que se produce mientras dormimos.

Esta maduración es diferente en chicos y chicas debido a las hormonas sexuales. Las hormonas sexuales femeninas condicionan una maduración más precoz de las regiones frontales que procesan el lenguaje, el control del riesgo, la impulsividad y la agresividad. En los chicos, las hormonas sexuales masculinas favorecen la maduración de las regiones del lóbulo inferior parietal, donde se integran las tareas espaciales. El hipocampo y la amígdala cerebral también maduran y así se consolida la memoria individual y la afectividad, imprescindibles para la formación de la identidad. Ambas estructuras son también diferentes en chicos y chicas, lo que contribuye a las diferencias del desarrollo cognitivo y social durante la adolescencia.

Por último, para terminar de comprender el cerebro de los adolescentes, tengo que recordar la importancia de las influencias culturales y educativas. Las experiencias vitales dejan una huella en nuestros circuitos neuronales, una huella propia que hace únicos los circuitos cerebrales de cada persona. Debido a que los circuitos neuronales están en formación, el cerebro del adolescente es mucho más vulnerable a las experiencias vividas.

Si entiendes la fragilidad del cerebro del adolescente, comprenderás la importancia de cuidarlo al máximo y facilitar que los procesos clave para la maduración, como es el sueño, sean prioritarios durante esta apasionante etapa de la vida.

Un problema de salud pública

Es precisamente la adolescencia, de todas las etapas de la vida, la que presenta mayor privación de sueño. Sin duda es un grave y urgente problema de salud pública la enorme diferencia entre las horas que deberían dormir los adolescentes, entre nueve y diez horas según la edad, y las horas que realmente duermen, una media entre seis y siete horas según estudios que desde hace años venimos realizando en distintos grupos de adolescentes.

Nuestro primer estudio lo realizamos en el año 2003 con un grupo de estudiantes de bachiller del instituto Menéndez Pelayo de Barcelona, coordinado por su entusiasta y visionaria profesora de biología, Mariona Domènech. Los datos ya eran alarmantes: la gran mayoría de los estudiantes dormían mucho menos de lo que necesitaban y la somnolencia en clase era habitual. La cosa fue empeorando con el paso de los años. La incorporación de los móviles y las redes sociales ha sido la gota que ha colmado el vaso.

En nuestro país, se dan las condiciones ideales para la tormenta perfecta. Horarios tardíos, tanto escolares como laborales, de las actividades extraescolares y las comidas. Si a esto añadimos un huso horario que no corresponde con nuestra ubicación geográfica, tenemos la fórmula certera para retrasar todos nuestros horarios, lo que termina causando irremediablemente una hora tardía para ir a la cama, que no se compensa con una hora tardía de levantarse, por lo que el resultado de la ecuación ya lo habrás adivinado: pocas horas de dormir, privación crónica de sueño.

Llevo más de diez años intentando explicar a los responsables de educación y salud pública de nuestro país la crítica situación que supone la privación de sueño de nuestros adolescentes. Me he reunido con varias consejeras de educación. Sus palabras, siempre amables, han sido de comprensión, seguidas de promesas nunca cumplidas en el mejor de los casos o de un indignante «Ahora no toca», en otros. He llegado a escuchar la respuesta: «¿Y eso qué tiene que ver con Salud Pública?» en boca de un director general de dicho departamento, al explicarle que más del 50% de nuestros jóvenes presentan somnolencia en clase.

Pese a la frustración, la indignación y muchas veces el desfallecimiento al ver que mis esfuerzos y los de otros muchos compañeros no parecen servir absolutamente para nada, he pensado muchas veces en tirar la toalla, en abandonar la batalla. Creo que con eso juegan muchos de estos cargos públicos. Ellos siguen cobrando sus sueldos, mientras que otros profesionales, en nuestras horas libres, intentamos revertir la situación. Hacemos el trabajo que ellos deberían hacer, se lo ponemos en bandeja, les damos datos y posibles soluciones para empezar a mejorar la compleja situación. Silencio e inacción son las respuestas.

A fecha de hoy, sigo esperando que muevan un dedo, que legislen para conseguir que las próximas generaciones vivan los años más importantes para su neurodesarrollo sin privación de sueño. Porque esa falta de descanso repercute en la estructura cerebral, en los resultados académicos, en el consumo de sustancias tóxicas, en el aumento del acoso escolar, en el estado de ánimo y, en definitiva, en el estado de salud físico y mental en su más amplio espectro de nuestros adolescentes.

Uno de los principales objetivos de este libro es que tú tomes conciencia de esta situación y nos ayudes a revertirla. Te pido que seas parte de la fuerza necesaria para cambiar las cosas, para que se produzca una revolución que evite que nuestros adolescentes sigan perdiendo el sueño.

La cuestión de los horarios

Te he explicado que es durante el sueño cuando las nuevas sinapsis se consolidan. Te contaré algo más. Esos procesos ocurren sobre todo durante el sueño REM, la fase del sueño en la que se producen la mayoría de nuestras ensoñaciones, en la que existe una frenética actividad cerebral similar al del estado de vigilia acompañada de relajación muscular total. La fase REM se concentra en la segunda mitad de la noche, por lo que, ¿qué sucede cuando un adolescente que debería dormir entre nueve y diez horas, solo duerme seis o siete? Efectivamente, pierde tres horas de sueño diarias, pero, además, se trata de sueño REM, por lo que todos esos procesos de remodelación cerebral, de consolidación de la memoria y del aprendizaje quedan tremendamente debilitados.

Veamos un ejemplo de los horarios más habituales de los adolescentes en nuestra sociedad. El inicio escolar en la ESO y el bachiller se adelanta de las 9 horas en la primaria a las 8 horas, misterios del sistema educativo que me gustaría que alguien me explicase algún día. Si empiezan las clases a las 8 horas, deben levantarse de media una hora antes y, si hay desplazamientos largos, todavía más temprano. Si se tienen que levantar a las 7 horas, para poder dormir al menos nueve horas tendrían que estar durmiendo como muy tarde a las 22 horas, a las 21 horas si tienen entre diez y catorce años. Para eso la cena no debería ser después de las 20 horas, para que después pudieran relajarse y desconectar durante un rato para preparar el camino del sueño.

Si tienes adolescentes en casa, puede que todo esto te suene a ciencia ficción. La realidad es que la mayoría de los adolescentes no empiezan a cenar hasta las 21 o 22 horas, incluso más tarde los días de entreno. En ocasiones todavía tienen que estudiar después de cenar.

Las clases suelen terminar a las 17 horas, después hay que hacer los deberes y las más variadas actividades extraescolares. Por cierto, resulta casi imposible poder encontrar una actividad deportiva extraescolar para un adolescente a partir de los catorce años que no termine como muy pronto a las 21 horas. Si a eso unimos horarios familiares tardíos por jornadas laborales interminables de los padres, resulta muy difícil cumplir con unos horarios saludables. ¿Cuántos adolescentes conoces que empiezan el entreno a la hora que tendrían que estar cenando o incluso durmiendo? ¿Cuántos conoces que sigan el horario adecuado para tener un buen descanso?

Acabar el día demasiado tarde...

Todavía falta incluir en la ecuación la que seguramente sea la más importante de todas las variables: los móviles y las redes sociales. La heroína del siglo XXI. Comparto plenamente la opinión del psicólogo Marc Masip sobre la repercusión de estos dispositivos y de las redes sociales en todos nosotros y en especial en los más vulnerables a ellas: los adolescentes. Si no has leído su libro *Desconecta*, no deberías perdértelo. Marc realiza una acertadísima disección sobre la dramática situación que está generando el abuso y el mal uso de los móviles y las redes sociales en nuestra sociedad; su experiencia de más de diez años en el tema se refleja en cada una de las páginas de su libro.

Las 23 horas son una hora de lo más habitual para los adolescentes para charlar con sus amigos. Es la hora de socializar. En muchos casos, sus sobrecargadas tardes, entre extraescolares y estudios, apenas dejan tiempo para comunicarse entre ellos. En otros casos, más preocupantes todavía, la adicción a las redes les causa, aunque ya hayan hecho un uso abusivo del móvil durante el día, que sigan necesitando usarlo, que sigan necesitando mirar si sus publicaciones han recibido los *likes* que esperan, si la exposición pública de su vida íntima es aceptada por el grupo. La adicción a la dopamina que se genera tras cada *like* les hace necesitar usar el dispositivo y mirar las redes continuamente.

En un trabajo de la brillante estudiante de bachillerato Lucía Picardo, encontramos datos realmente aterradores. El 95 % de los adolescentes usan sus dispositivos electrónicos, sobre todo el móvil, hasta el mismo momento de meterse en la cama. Te resulta familiar, ¿verdad? Cuando se dan cuenta, a los adolescentes se les ha hecho medianoche o todavía más tarde. ¡Pánico! Piensan: «Otra vez me ha vuelto a pasar» y «Mañana a las siete de la mañana sonará, implacable, el maldito despertador, y lo apagaré, pero entonces entrarán mis padres a despertarme... Malditos sean, siempre fastidiando, ¡si lo único que yo quiero es dormir!». Y entonces, al problema de las pantallas, se le suma otro.

... y empezarlo demasiado pronto

Permíteme que insista en esta idea, porque es fundamental: la mayoría de los adolescentes empiezan mal el día. Los despertamos en el centro de su sueño, en el momento de máxima profundidad, y los hacemos levantarse, vestirse y desayunar. Incluso a veces pretendemos que estén simpáticos, comunicativos y alegres. ¿Lo estarías tú si te despiertan a las 4 de la mañana y te dicen, «Buenos días, ¡arriba!, ¡toca despertarse!, es hora de ir a trabajar»? ¿Cómo te sentirías? ¿Crees que irías al trabajo radiante, contento y lleno de energía? ¿Visitarías a tu primer cliente, darías tu primera clase, operarías a tu primer paciente, conducirías el autobús o el avión o harías tu trabajo, sea lo que sea a lo que te dedicas, con ilusión? Y voy más allá: ¿crees que lo harías bien? Probablemente cometerías muchos más errores que si estuvieras bien dormido. Bien sabes que cuando estás descansado eres más productivo y tienes muchas menos probabilidades de estrellar el avión o de que por un error la intervención quirúrgica te salga mal.

Pues así es como enviamos a nuestros adolescentes a clase. Bueno, en realidad enviamos a sus cuerpos sin vida, sin alma, sin ilusión, porque todas esas partes de su existencia siguen durmiendo, siguen en la almohada. Más de la mitad de los adolescentes refieren somnolencia en clase, sobre todo en las primeras horas. El profesorado no siempre lo percibe. Siempre recordaré una reunión en el colegio de mis hijos, en la que la coordinadora de ESO nos explicaba lo bien que se portaban y lo callados que estaban los adolescentes en las primeras horas de la mañana. Lo siento, pero es un error de percepción: lo que les pasa es que están dormidos. Y el colegio de mis hijos está al día en todos los avances pedagógicos, por lo que todavía me parece más preocupante el gran desconocimiento que existe sobre el sueño. Es un ejemplo claro de cómo está la situación.

Consecuencias fatídicas

¿Cómo es posible que hayamos normalizado esta situación? ¿Por qué las autoridades se quedan de brazos cruzados ante la privación crónica de sueño que están sufriendo nuestros adolescentes?

No estamos teniendo en cuenta las repercusiones para su desarrollo neurocognitivo, su rendimiento escolar, su estado de ánimo y, en definitiva, para su salud en general. Normalizamos que un adolescente pueda perder dos o tres horas de sueño al día, de diez a quince horas a la semana, pero es una situación dramática, porque estos jóvenes arrastrarán las repercusiones sobre su salud el resto de sus vidas. En lugar de crear robustas, variadas y ricas conexiones cerebrales, verdaderas autopistas de seis carriles con las que podrían contar para siempre, están creando polvorientos caminos de tierra, repletos de baches y piedras, por los que tendrán que transitar toda su vida. La capacidad de crear nuevas conexiones cerebrales nunca volverá a ser la misma. Por mucho que trabajemos nuestra neuroplasticidad cerebral en la edad adulta, por mucha meditación, autocompasión, vida tranquila, alegre y consciente que llevemos a cabo, nunca podremos volver a tener la maravillosa neuroplasticidad cerebral propia de la adolescencia.

Somnolencia en clase, dificultades de concentración, problemas de conducta, agresividad, impulsividad y aumento del fracaso escolar: ese es el resultado.

Además, más de la mitad de los jóvenes entre quince y veintinueve años asegura haber presentado síntomas de algún trastorno mental. Sin duda, la crisis económica del 2007 y luego la causada por la pandemia de la covid-19 han creado una situación social y económica muy desfavorable para todos. Pero no debemos olvidar el sueño como factor estrechamente relacionado con la salud mental. La privación crónica de sueño en estas edades, incrementada cada año debido al uso abusivo de los móviles y redes sociales, está siendo determinante para que esta situación empeore año tras año. El déficit de sueño también aumenta el riesgo de accidentes, hipertensión arterial, obesidad, diabetes y depresión. Además, está relacionado con un mayor riesgo de autolesiones, pensamientos suicidas e intentos de suicidio.

Espero haberte convencido de que es necesario revertir la situación. Somos responsables de la educación y de la salud de nuestros adolescentes. No podemos quedarnos de brazos cruzados. Hay que actuar y es urgente. Empieza por lo que depende de ti, por lo que está en tu mano. Ya llegarán las reformas y la legislación, pero, por ahora, actúa en casa. Habla con familiares y amigos que tengan adolescentes en casa y ayúdalos a cambiar la situación. En el siguiente apartado te cuento cómo puedes hacerlo.

Recursos en casa

A continuación, te doy una serie de medidas que puedes tomar en casa y seguidamente expongo un plan global que, si se pone en marcha, ayudará a mejorar la privación crónica de sueño de nuestros adolescentes.

1. **Desconectar**. Limitar el uso de aparatos digitales. Los móviles deben dejar de usarse desde la hora de la cena. Puede que al principio esto genere

conflictos en casa, pero hay que ser inflexibles con esta medida. Si conseguimos que todos lo hagan, se acostumbrarán a comunicarse en horarios más saludables. Además, hay que limitar el tiempo total de uso de los dispositivos durante el día para evitar crear una adicción. No solo es importante no usar los dispositivos electrónicos entre una y dos horas antes de acostarse; el tiempo total de uso durante el día también puede afectar al sueño nocturno.

2. **Adelantar el horario de la cena**. Debe de ser a las 20 horas como máximo. Puede haber excepciones, pero debemos evitar que se conviertan en una regla.
3. **Planificar las actividades extraescolares** antes de empezar el curso para poder cumplir estos horarios. Como en el caso de la cena, puede haber excepciones.
4. **Después de cenar, realizar actividades relajantes** como lectura, técnicas de relajación, meditación, ducha tibia, música tranquila o ver algún documental relajante sobre naturaleza.
5. **Evitar el consumo de cafeína** a partir de mediodía.
6. **Horarios regulares**. Los fines de semana, mantener horarios similares a los días laborales. La hora de levantarse debería variar como máximo dos horas respecto a los días escolares y sería mucho mejor si solo se retrasara una hora.
7. **Evitar las siestas prolongadas**, máximo de treinta minutos. La privación crónica de sueño lleva muchas veces a los adolescentes a realizar siestas largas tras la jornada escolar, sobre todo entre los quince

y los dieciocho años. Estas siestas largas dificultarán la conciliación del sueño por la noche. Para evitar las siestas largas es imprescindible disminuir la privación de sueño nocturno, pero por algún lado hay que empezar a romper el círculo vicioso. Si no duermen siestas y se cumplen el resto de las medidas, los adolescentes se dormirán antes y conseguirán más horas de sueño nocturno.

8. **Realizar actividad física regular durante el día,** a ser posible, diariamente, aunque no sea de alta intensidad. Es especialmente importante hacer algo de actividad física por la mañana, lo más cerca posible de la hora de levantarse. Realizar los desplazamientos diarios a pie, como ir y volver del colegio o a las actividades extraescolares, o al menos parte del trayecto, puede ayudar.
9. **Pasar al menos dos horas del día en el exterior**, recibiendo luz natural. Al igual que la actividad física, si la luz natural es por la mañana, cerca de la hora del despertar, será útil para activar a los adolescentes y sincronizar sus relojes biológicos con sus necesidades académicas.
10. **Dar ejemplo con tus acciones**. No olvides que los niños y adolescentes repiten lo que ven y no lo que se les dice. Si queremos que sigan estas pautas saludables, debemos seguirlas también los adultos. No podemos decirles «no puedes usar el móvil» mientras nosotros miramos la pantalla, o pedirles que cenen temprano si llegamos del trabajo a las 21 horas.

Un plan global para cuidar el sueño de los adolescentes

Por supuesto, además de tener recomendaciones concretas, también tengo una propuesta de reforma global. No es difícil de aplicar ni costosa y repercutiría en enormes beneficios tanto para los adolescentes como para la sociedad en general. Consiste en los siguientes pasos:

- Reforma horaria
- Dedicar recursos económicos
- Formación de docentes, familias y alumnos
- Reforma horaria escolar

Reforma horaria

Somos uno de los países con horarios más atrasados del planeta. Esto tiene su origen hace ya casi un siglo. Tras la Guerra Civil, debido a la profunda crisis económica, en la mayoría de las familias fue necesario el pluriempleo para poder sobrevivir. La hora a la que los progenitores volvían a casa se retrasó y, en consecuencia, también lo hizo la cena de las familias. Estos horarios tardíos se siguen manteniendo casi un siglo después. Vivimos en la cultura laboral del presencialismo, con jornadas laborales interminables y horarios de salida del trabajo tremendamente tardíos. Esto limita la conciliación familiar, así como el tiempo libre para el ocio, para realizar actividades deportivas o para comprometerse en proyectos sociales. Los progenitores llegan tarde a casa y pasan poco tiempo con sus hijos, mucho menos del que estos necesitan.

Esta situación ha marcado también los horarios escolares y, sobre todo, el de las actividades extraescolares, que se realizan tarde, en parte para que los niños estén ocupados mientras los padres todavía están trabajando. En consecuencia, la hora de la cena acaba siendo excesivamente tardía. Esto lleva a retrasar la hora de acostarse y, por tanto, a la falta de horas de sueño.

Más allá de lo que podamos hacer cada uno de forma individual, es necesario que se legisle para que exista un cambio. Son muchos los actores implicados: el mundo empresarial y laboral, la cultura, la educación, el ocio. Conseguir estos cambios requiere una reforma profunda y una importante concienciación social. Pero sobre todo, requiere leyes, legisladores valientes que miren por el bien social, por una mayor igualdad de oportunidades para todos, ya que los más perjudicados por estos horarios son una vez más los más desfavorecidos. En Cataluña existe la plataforma por la Reforma Horaria, con la que he colaborado durante muchos años. En España existe AROHE, la Comisión Nacional para la Racionalización de los Horarios Españoles, desde hace todavía más años, que lucha por los mismos objetivos.

Mi experiencia con las instituciones se puede resumir muy fácilmente: muchas reuniones y muchas promesas, pero fechas incumplidas y retrasadas cada vez que llegaba el momento de legislar y comprometerse. Hace falta mucho más que hacer reuniones donde expertos den sus opiniones. Hay aspectos que están muy claros, como son la repercusión de estos horarios en el sueño de nuestros adolescentes.

No hacen falta más reuniones: la evidencia científica está encima de la mesa. Solo hace falta voluntad para querer cambiar las cosas. Proyectos de formación en las escuelas sobre la importancia del sueño, donde se forme a niños, adolescentes, profesorado y padres y donde se les den las herramientas para poder revertir esta situación. Es obligación de nuestros legisladores poner estos programas en marcha. Las pautas ya existen, ya se han realizado estudios piloto y se los hemos enseñado y explicado, pero ellos siguen mirando hacia otro lado. Siempre hay cosas más importantes que cuidar la salud de las futuras generaciones.

Dedicar recursos económicos

Para llevar a cabo estos proyectos formativos sobre la importancia del sueño, igual que se ha hecho de forma exitosa con otros pilares de la salud como la actividad física y la nutrición, es necesario invertir un mínimo de recursos económicos.

Formación de docentes, familias y alumnos

Muchas veces un ejemplo es la mejor manera de explicar algo y creo que este es el caso. Dicho ejemplo es un proyecto maravilloso dirigido por uno de los mejores especialistas en medicina del sueño infantil en toda Europa, el doctor Gonzalo Pin, al que además puedo llamar amigo. Él dirigió y coordinó a un grupo de investigadores en el proyecto SHASTU, «Hábitos del sueño y rendimiento escolar». Puedes consultarlo en www.shastu.org.

El proyecto planteó todo un desafío: conseguir un cambio duradero en el conocimiento del sueño de familias, alumnos y educadores y, en consecuencia, conseguir cambios en el comportamiento durante la niñez y la adolescencia. Para obtener resultados, estos programas deben plantearse a largo plazo; el proyecto SHASTU duró dos años y su estrategia fue brillante: se formó a las tres partes implicadas, padres, profesorado y alumnos, para asegurar un mayor compromiso. Se introducía el sueño en las aulas no como algo aislado, sino incluyéndolo en las distintas materias y adaptándolo a los distintos grupos de edades; por ejemplo, en infantil se introdujo como parte del juego diario.

SHASTU establecía una serie de medidas que se debían llevar a cabo en casa y, por lo tanto, implicaba un compromiso con las familias (desayunar sano, evitar el sedentarismo, restringir los dispositivos tecnológicos, fijar los horarios...). Otras medidas se tomaban en la escuela (pancartas con mensajes sobre el sueño y el descanso, debates en clase, redistribución de las materias en función de la cronobiología de la eficiencia de la atención —según los expertos, el tiempo de mayor eficiencia de atención se establece entre las 11 y las 13 horas—, reubicación asimismo de los exámenes, actividad física a primera hora de la mañana, regulación de la iluminación en las aulas...).

Los resultados fueron espectaculares. La implicación de los docentes en el proyecto, puesto que se los dotaba de flexibilidad en el diseño de las pautas que debían seguir, fue clave. También lo fue la implicación de los estudiantes mayores, que, después de recibir formación sobre el tema, eran empoderados para transmitirla como «entrenadores del sueño» a los pequeños. Los alumnos incrementaron su grado de responsabilidad a la hora de decidir sus propios horarios de descanso y, en general, se observó una mejora en la calidad del sueño.

Este proyecto es un claro ejemplo de que el cambio es posible, que con medidas sencillas y poco costosas se puede revertir la grave privación de sueño que sufren nuestros niños y adolescentes. Educándoles desde muy pequeños sobre la importancia del sueño, implicando a familias y profesorado, el cambio es posible. Pero para ello una vez más es necesario legislar y dedicar recursos económicos. No son muchos comparados con los beneficios que traería el cambio.

Reforma horaria escolar

Como ya sabes, la tendencia biológica en la adolescencia, debido a sus características neurohormonales, es a un retraso progresivo de la hora de inicio y finalización del sueño. Por eso, no tiene ningún sentido que el inicio de las clases en la ESO y bachillerato se adelante una hora con respecto a primaria. Va totalmente en contra de la naturaleza de los adolescentes y las consecuencias se arrastrarán el resto de sus vidas. Si a esto se le suman unos hábitos y horarios tardíos, la privación del sueño está asegurada. Incluso pueden a llegar a desarrollar un trastorno del ritmo circadiano, el síndrome de fase retrasada del sueño, que he detallado en el capítulo 8.

En muchos países, sobre todo en Estados Unidos, se han realizado estudios que demuestran cómo retrasando la hora de inicio de las clases, disminuyen las consecuencias en la salud que conlleva la privación de sueño de los adolescentes, tanto anímicas como físicas, y, además, mejoran sus calificaciones.

Por supuesto que a lo largo de nuestras vidas podemos tomar medidas para mejorar nuestro sueño, para trabajar nuestra neuroplasticidad y para tener una mejor gestión emocional. Pero la vida es como una partida de ajedrez: los primeros movimientos serán decisivos para el resto de la partida. Ayudemos a nuestros jóvenes a empezar la partida de la mejor manera posible.

Que no se te olvide...

- Por regla general, los adolescentes duermen muchas menos horas de las que necesitan y esto es reflejo de los nefastos horarios de nuestra sociedad, de los malos hábitos y del menosprecio histórico hacia el sueño.

- La corteza prefrontal es la parte del cerebro que sufre especialmente la falta de sueño y el exceso de aparatos digitales.

- Los responsables de educación y salud pública de nuestro país no son conscientes de la crítica situación que supone la privación de sueño de nuestros adolescentes.

- Los procesos de remodelación cerebral, de consolidación de la memoria y del aprendizaje quedan tremendamente debilitados cuando un adolescente duerme menos de nueve horas diarias.

- El 95 % de los adolescentes usan sus dispositivos electrónicos, sobre todo el móvil, hasta el mismo momento de meterse en la cama.

- Somos uno de los países con horarios más atrasados del planeta.

13
EL SUEÑO DE LA MUJER

Existen evidencias científicas de las diferencias en el sueño entre sexos, tanto anatómica como neurofisiologicamente, que se hacen más evidentes con la maduración. En la infancia, el sueño de niños y niñas es similar. Sin embargo, desde la adolescencia, el sueño de las mujeres y de los hombres empieza a presentar características distintas. En este capítulo, hablaré con más profundidad de lo específico en el sueño de las mujeres desde la llegada de la menstruación.

Medidas objetivas tomadas con pruebas como la polisomnografía demuestran que las mujeres muestran menor latencia del sueño, es decir, se duermen más rápido, y que presentan un sueño más eficaz, con más sueño profundo. Las razones de estas diferencias son inciertas. Así pues, las mujeres sanas son biológicamente mejor dormidoras. Sin embargo, desde el inicio de su vida fértil y durante el resto de la vida, tienen mayor predisposición a presentar trastornos del sueño tan importantes como el síndrome de piernas inquietas y el insomnio.

El baile nocturno femenino

Ciertas características biológicas, como el ciclo menstrual, la menopausia, el embarazo y el posparto, afectan al sueño de las mujeres. Existe una importante relación entre el sueño y los cambios hormonales, básicamente en los estrógenos y la progesterona. Estas hormonas no solo varían durante el ciclo menstrual y la edad fértil, sino también en otros momentos de la vida de la mujer. Todavía no conocemos con exactitud el efecto que tienen estas hormonas sobre el sueño, pero parece que los estrógenos, cuyos niveles aumentan durante la primera mitad del ciclo menstrual —la fase folicular—, están relacionados con el sueño REM, fundamental para la memoria y la recuperación cerebral. Por su parte, la progesterona parece tener un efecto hipnótico. Sus niveles aumentan en la segunda mitad del ciclo menstrual —la fase lútea—. En esta fase, aumenta el sueño no REM, que interviene en la restauración del organismo, mientras que disminuye el porcentaje de fase REM. Conocer mejor el efecto sobre el sueño de estas hormonas, así como su interacción con los distintos factores ambientales y estilos de vida, es básico para mejorar el sueño en la mujer.

Las mujeres con un importante síndrome premenstrual o con dolor menstrual suelen presentar peor calidad del sueño en los días previos y durante la menstruación que en el resto del ciclo. En caso del síndrome premenstrual grave, presentan diferencias tanto del sueño como de sus ritmos circadianos. Estas diferencias en el sueño y ritmos circadianos pueden influir en el riesgo de desarrollar patologías neurológicas, inmunológicas y psiquiátricas. No olvidemos que la relación entre el sueño y la salud psicológica es muy estrecha en todas las etapas de la vida.

Son muchas las pacientes que he visitado en la consulta por insomnio, cuya queja solamente se refiere a los días previos a la menstruación. Así, siempre que se presenten alteraciones del sueño en la mujer, se debería estudiar la posible relación con el ciclo menstrual, ya que condicionará el diagnóstico y el tratamiento a seguir. Por ejemplo, si sabemos que el sueño se altera cada mes tres o cuatro días, en la semana previa a la menstruación, y el resto de los días el sueño es normal, tendremos evidencias de que existe una importante influencia hormonal en la alteración del sueño y podremos tomar medidas concretas para esos días.

Es muy importante que, si esto te sucede, entiendas que es algo molesto, que afecta a tus noches y que tiene repercusiones diurnas, pero pasará en pocos días. Te aconsejo aplicar técnicas para controlar la ansiedad anticipatoria, para evitar caer en bucle sobre el insomnio, lo que podría perpetuar esa alteración y extenderla al resto de días del ciclo. En estos casos, el uso de complementos alimenticios relajantes y/o que regulen el sueño puede ser útil, incluso en algunos casos se puede utilizar medicación, limitando su uso a esos días y siempre bajo control médico.

Roles que quitan el sueño

Los estudios muestran que las mujeres duermen de media unos once minutos más que los hombres. Sus necesidades de sueño son aún mayores, pero en muchos casos el tiempo total de sueño se ve, por desgracia, reducido por la mayor dedicación a las tareas domésticas y al cuidado de los niños y familiares mayores, así como otros roles familiares y sociales que las llevan a disponer de menor tiempo libre y menos oportunidades para dedicar el tiempo necesario a su descanso.

A pesar de dormir más tiempo y de presentar biológicamente un sueño más profundo, la realidad es que las mujeres refieren una peor calidad del sueño que los hombres. Una causa podría ser el mayor número de despertares nocturnos para atender a hijos y personas mayores a su cuidado. Las mujeres también presentan una mayor tendencia a hacer siestas diurnas; si estas son excesivamente largas —de más de treinta minutos—, podrían afectar a su calidad de sueño nocturno.

Mujeres en vela

En el capítulo 5 hablo del insomnio, esa dificultad de iniciar el sueño, o esos despertares nocturnos en los que no te vuelves a dormir, todo ello acompañado de la sensación de un sueño no reparador y dificultades de funcionamiento diurno. Pues bien, las mujeres tienen un riesgo un 40 % mayor de sufrir insomnio que los hombres. Además, en ellas, los síntomas de cansancio diurno son mucho más frecuentes.

Esta mayor tendencia a presentar insomnio puede deberse a distintos factores. Ya hemos hablado de los cambios hormonales del ciclo menstrual, pero también puede estar asociado al embarazo, el posparto y la menopausia. Además, el riesgo de insomnio aumenta con la edad, siendo de mayor prevalencia durante la menopausia, periodo en el que en torno al 75% de las mujeres sufren los molestos sofocos que llegan a despertarlas por la noche. A ello hay que añadir que las mujeres presentan el doble de riesgo de tener síntomas de ansiedad y de depresión, que a su vez están muy ligados con el insomnio, pudiendo ser tanto causa como consecuencia.

En los casos más sencillos, el problema se puede resolver con medidas de higiene del sueño, como evitar estimulantes y alcohol durante el día, mantener unos horarios regulares, realizar actividad física, asegurar una suficiente exposición a la luz natural y evitar pantallas en las horas previas al sueño, entre otras medidas que ya he explicado en los capítulos 2 y 3. Pero en muchos casos, sobre todo cuando se asocian síntomas de ansiedad, bajo ánimo, dolor o sofocos nocturnos, será necesario consultar con un especialista para pautar un tratamiento individualizado, en el que frecuentemente se incluirá psicoterapia y, en algunas ocasiones, puede ser necesario tratamiento farmacológico durante una temporada para mejorar el sueño.

Por otra parte, las mujeres presentan también con mayor frecuencia patologías asociadas al dolor, como la fibromialgia. Dolor e insomnio se retroalimentan en un círculo vicioso en el que el dolor empeora el sueño, mientras que el peor sueño aumenta la percepción de dolor. Para romper este círculo vicioso es necesario actuar en ambas direcciones: intentar disminuir el dolor y mejorar el sueño.

Las mujeres también presentan el doble de prevalencia de síndrome de piernas inquietas, patología que suele provocar insomnio en la mayoría de las ocasiones, como he desarrollado en el capítulo 6. El riesgo de piernas inquietas es mayor en las mujeres con varios hijos y aumenta con la edad, duplicándose desde el embarazo hasta la menopausia. Muchas mujeres inician los síntomas precisamente durante el embarazo, debido a la importante asociación con el déficit de hierro de esta enfermedad. En algunas ocasiones, no vuelven a tener síntomas en muchos años tras el embarazo o incluso no vuelven a tener los síntomas nunca más, mientras que, en otras, los síntomas serán persistentes.

Apneas silenciosas y menopausia

La apnea obstructiva del sueño, como has visto en el capítulo 7, es más frecuente en hombres, pero a partir de la menopausia la prevalencia entre ambos sexos se aproxima bastante. Los dos mayores factores de riesgo son la edad y el sobrepeso. Durante la menopausia, las mujeres sufren cambios hormonales que favorecen el aumento de grasa abdominal, y esto, junto a los niveles bajos de estrógenos, favorece el aumento de la apnea obstructiva del sueño en esta etapa de la vida. Existe una peculiaridad en este síndrome durante la menopausia, y es que el diagnóstico se suele retrasar muchos años. Esto se debe, por una parte, a que los síntomas de presentación pueden no ser tan llamativos como en los hombres —el ronquido intenso y paradas respiratorias evidenciadas son mucho menos frecuentes—. De hecho, en muchas ocasiones las pacientes no acuden a consulta por sospecha de esta patología, sino por insomnio, por queja de sueño de mala calidad, sueño fraccionado y sensación de duermevela durante gran parte de la noche, con sus repercusiones diurnas de somnolencia y cansancio en muchas ocasiones.

El diagnóstico de la apnea obstructiva del sueño llega en muchas ocasiones de manera casual, cuando, tras realizar un estudio del sueño, aparecen por sorpresa múltiples paradas respiratorias. Esto nos ha enseñado, con los años de práctica médica, que, ante una queja sobre calidad de sueño en una mujer en las etapas de menopausia y posmenopausia, hay que descartar la presencia de un trastorno respiratorio del sueño, especialmente si presenta exceso de peso e hipertensión. Por eso hay que realizar una polisomnografía, independientemente de la existencia o no de somnolencia diurna.

El tratamiento a seguir dependerá de la gravedad de cada caso. Además de los que describo en el capítulo 7, la terapia de sustitución hormonal contribuye a la mejoría de la calidad subjetiva del sueño, y reduce los sofocos y la apnea obstructiva.

El sueño movido de la embarazada

La buena calidad del sueño es muy importante tanto para la salud materna como para un desarrollo fetal óptimo. Será determinante también para la transición saludable de toda la familia desde el embarazo hasta la crianza temprana. Una familia bien dormida será una familia más feliz y que podrá criar a su hijo, en esos primeros difíciles meses, de una forma más equilibrada y saludable.

La alteración del sueño es común durante el embarazo y cada vez existe mayor evidencia científica de la asociación entre la alteración del sueño y las posibles complicaciones del embarazo, como son la diabetes gestacional, la preeclampsia o la hipertensión inducida por el embarazo, la depresión y el parto prolongado o el parto por cesárea. Los trastornos del sueño se deberían considerar factores de riesgo del embarazo, ya que su diagnóstico y su tratamiento temprano pueden minimizar las consecuencias tanto maternas como fetales. Por ello, es necesario crear circuitos de comunicación fluida entre el médico obstetra y el médico especialista del sueño. Sin embargo, a pesar de la evidencia científica, la evaluación clínica del sueño materno no suele incluirse de rutina en la atención prenatal. No se pregunta a las mujeres embarazadas sobre la calidad de su sueño y estas tampoco suelen explicar sus problemas para dormir. En los controles de la mujer embarazada deberían incluirse preguntas sobre la calidad de su sueño, así como cuestionarios que permitieran un diagnóstico precoz de las patologías más frecuentes, aparte del insomnio. En especial, en el tercer trimestre se debería indagar sobre la posible existencia de una apnea obstructiva del sueño o un posible síndrome de piernas inquietas.

Los cambios anatómicos y fisiológicos del embarazo pueden influir en la calidad y la duración del sueño. Los trastornos del sueño a menudo comienzan con el inicio del embarazo y se hacen bastante más comunes durante el tercer trimestre. En el primer trimestre, las fluctuaciones hormonales y los cambios fisiológicos pueden alterar el sueño. Al final del segundo trimestre, la incomodidad asociada con el agrandamiento del útero y la posible ansiedad respecto al parto y la maternidad son las principales razones de la alteración del sueño, que suele causar somnolencia y fatiga durante el día.

Como ya he comentado, los trastornos del sueño, como los trastornos respiratorios del sueño o el síndrome de piernas inquietas, pueden iniciarse o empeorar durante el embarazo. Los trastornos respiratorios del sueño pueden ser el resultado de un aumento de peso abdominal, congestión nasal y cambios en el sistema respiratorio. En cambio, el síndrome de piernas inquietas relacionado con el embarazo se debe a la deficiencia de hierro y a los cambios hormonales.

A las mujeres embarazadas que sufren alteraciones en el sueño se las debe informar de las medidas de higiene del sueño y las opciones no farmacológicas como primera línea de tratamiento, así como de la probable naturaleza temporal de la alteración del sueño durante el embarazo. Esto ayudará a minimizar los síntomas y las ayudará a convivir con las malas noches de una forma más amable y menos angustiosa. Evitar siestas prolongadas y el consumo de estimulantes durante el día, realizar ejercicio moderado regular, a ser posible diario, y mantener unos horarios regulares y una exposición a la luz natural durante el día, son rutinas no demasiado complejas de llevar a cabo y que pueden aportar importantes mejoras en la calidad y la cantidad del sueño de la embarazada. También hay que hacer hincapié en las medidas cognitivo-conductuales de restricción de cama y de no control de la hora durante la noche que se explican en el capítulo 5, así como relativizar las consecuencias de una mala noche.

Las mujeres que presenten un trastorno del sueño previo al embarazo deben prestar una especial atención a su sueño mientras estén embarazadas, ya que esto tendrá beneficios para su salud y la del feto. Deben optimizar todas las medidas de higiene del sueño para conseguir el mejor descanso posible, sin obsesionarse. El tratamiento de los trastornos del sueño durante el embarazo debería aportar importantes beneficios no solo para la madre y el futuro bebé, sino además en materia de salud pública.

Las largas noches del posparto

Los patrones de sueño se alteran mucho durante el posparto, lo que suele causar somnolencia diurna y fatiga en la madre. Las demandas del cuidado del bebé y la alteración de los ritmos circadianos contribuyen a la falta de sueño.

Existen múltiples factores que influyen en el sueño materno, como la presencia de otros niños en casa, el regreso al trabajo, el método que se use para alimentar al recién nacido y el lugar donde duerme. Las mujeres que presentan una pérdida significativa de sueño o cuyo bebé tiene problemas de sueño infantil son más propensas a experimentar depresión posparto.

Es muy importante seguir las rutinas correctas para evitar que nos encontremos ante un caso de insomnio infantil por malos hábitos del sueño. En el capítulo específico sobre el sueño del bebé, puedes encontrar de forma detallada cómo actuar para que esto no suceda.

El sueño en la menopausia

Conocemos como menopausia el proceso de transición que consiste en una serie de cambios complejos e interactivos en el sistema nervioso central y endocrino, que comienza varios años antes del cese completo de la menstruación y continúa durante varios años después. Es todo un periodo de tiempo que puede abarcar varios años; la menopausia no empieza un día determinado, ni termina de forma brusca.

La prevalencia de trastornos del sueño, especialmente la dificultad para mantener el sueño, aumenta a medida que las mujeres atraviesan la transición a la menopausia. Los sofocos son un factor muy importante en la aparición de los trastornos del sueño. La depresión, que también aumenta en prevalencia a medida que las mujeres se acercan a la menopausia, pueden ser tanto causa como consecuencia de las alteraciones del sueño.

Cuando los sofocos son una fuente principal de problemas de sueño en mujeres perimenopáusicas y posmenopáusicas (antes y después de la menopausia), la terapia hormonal puede ser un tratamiento eficaz. También se ha demostrado que las terapias no hormonales para los síntomas vasomotores, como los antidepresivos inhibidores selectivos de la recaptación de serotonina, mejoran la calidad del sueño. Siempre han de ser prescritos por un médico, que ha de controlar la evolución clínica. Se necesitan más estudios para determinar la eficacia de los enfoques no farmacológicos, especialmente la terapia cognitivo-conductual de restricción del sueño que explico en el capítulo 5.

La prevalencia de trastornos respiratorios del sueño también aumenta con la transición a la menopausia, atribuida al aumento de peso y/o a los cambios en la disposición del tejido adiposo, así como a la disminución de las hormonas reproductivas, que puede tener un impacto adverso en las vías respiratorias superiores. La queja más frecuente es el fraccionamiento del sueño, la presencia de distintos despertares a lo largo de la noche, con sensación de sueño superficial y cansancio al día siguiente. Ese es el patrón más frecuente en las mujeres cuyo sueño se altera durante la menopausia.

Además, el envejecimiento va acompañado de una mayor prevalencia de algunas enfermedades como el cáncer de mama, la artritis, la fibromialgia y el hipotiroidismo. Estas condiciones clínicas o sus tratamientos pueden afectar negativamente al sueño.

En resumen, la salud del sueño de la mujer es un pilar básico para su bienestar físico y mental. Su diagnóstico y su correcto tratamiento son, en muchas ocasiones, inexistentes o demasiado tardíos. Debería prestarse especial atención al diagnóstico precoz y al tratamiento adecuado de las patologías del sueño en las distintas etapas de la vida de la mujer.

Que no se te olvide...

- En los casos de insomnio de mujeres en edad fértil, hay que investigar la posible relación con el ciclo menstrual.

- Las mujeres tienen un riesgo un 40 % mayor de sufrir insomnio que los hombres.

- Las mujeres presentan también con mayor frecuencia patologías asociadas al dolor, como la fibromialgia.

- Las mujeres también presentan el doble de prevalencia de síndrome de piernas inquietas, patología que suele provocar insomnio en la mayoría de las ocasiones.

- Durante la menopausia, las mujeres sufren cambios hormonales que favorecen el aumento de grasa abdominal. Esto, junto a los niveles bajos de estrógenos, favorece el aumento de la apnea obstructiva del sueño en esta etapa de la vida.

- Los trastornos del sueño se deberían considerar factores de riesgo en el embarazo, ya que su diagnóstico y su tratamiento temprano pueden minimizar las consecuencias tanto maternas como fetales.

- Los trastornos del sueño a menudo comienzan con el inicio del embarazo y se hacen bastante más comunes durante el tercer trimestre.

14
EL SUEÑO DE LAS PERSONAS MAYORES

La mayoría de las personas que ya tenemos una edad hemos constatado que la calidad del sueño cambia con el paso de los años, y, por desgracia, a peor. Forma parte del inevitable proceso de envejecimiento. Las personas mayores tienden a dormir menos, pero eso no quiere decir que necesiten dormir menos: eso es un mito. Los ancianos necesitan tanto sueño como los adultos jóvenes, lo que sucede es que les resulta más difícil conseguirlo.

Los cambios que experimentan la mayoría de las personas mayores en la calidad y la cantidad del sueño están relacionados en muchas ocasiones con cambios en el marcapasos central, que —como recordarás— está en el núcleo supraquiasmático del hipotálamo, que regula nuestros ritmos circadianos, entre ellos el ciclo vigilia-sueño. Además, los cronopotenciadores, como son la luz natural y la actividad física, suelen estar reducidos en estas edades, favoreciendo la aparición de trastornos del sueño y la cronodisrupción. Es frecuente, por tanto, que el sueño nocturno en dichas etapas de la vida sea más fraccionado y de menor duración, lo que suele causar una tendencia a realizar varias siestas diurnas, excesivas, creándose un círculo vicioso que empeora el problema cada vez más.

La mayor prevalencia de distintas patologías, como las alteraciones del estado de ánimo y las afecciones que cursan con dolor, así como el uso de múltiples fármacos que pueden empeorar el sueño dificultan aún más las opciones de tener un sueño de calidad.

Conforme cumplimos años vamos perdiendo porcentaje de sueño profundo No REM. Esta lamentable pérdida se inicia ya al inicio de la treintena. A mediados de los cuarenta, el sueño profundo ya se ha reducido en torno a un 60 % en comparación con la adolescencia. Cuando llegamos a los setenta años, la reducción alcanza el 90 %. Esto está relacionado con el deterioro que sufre el cerebro con la edad, un deterioro que no es uniforme. El neurocientífico Mathew Walker realizó distintos estudios en torno al cerebro y el envejecimiento y pudo constatar que con la edad el mayor deterioro se produce en las zonas frontales medias del cerebro, precisamente las generadoras del sueño profundo.

Me pregunto si, estimulando la proporción de sueño profundo, podríamos frenar el envejecimiento, al menos en parte. El futuro lo dirá. Como hemos visto en el capítulo 1, es fundamentalmente en esa fase del sueño cuando se producen los fenómenos de reparación de nuestro cuerpo y mente, algo esencial para todos los procesos cognitivos y para preservar la memoria.

Un falso despertar precoz

A edades avanzadas no solo se produce una reducción en la cantidad, sino también en la calidad del sueño. Aumenta el número de despertares, así como su duración. También se constata la tendencia a un adelanto de fase con inicio del sueño más temprano que se confunde con un desconcertante despertar precoz.

Muchas personas no relacionan su deterioro durante el día a un empeoramiento del sueño, simplemente piensan que son cosas de la edad, pero en muchas ocasiones, si se mejora el sueño, ese deterioro disminuye. Por este motivo, animo a todas las personas mayores a explorar cómo es su sueño y las posibilidades para mejorarlo, a partir de mejorar sus hábitos y de detectar posibles patologías no diagnosticadas y en ocasiones poco sintomáticas, como la apnea obstructiva del sueño, cuya mayor prevalencia, como te cuento en el capítulo 7, tiene lugar en esta etapa de la vida. No hay que restar importancia al sueño de la gente mayor. La falta de sueño es uno de los factores que más intervienen en el desarrollo de enfermedades en los ancianos, tanto mentales como otras tan variadas como la diabetes, los accidentes cerebrovasculares y cardiovasculares y distintos tipos de demencia.

Se estima que entre el 40 y el 70% de las personas mayores presentan trastornos crónicos del sueño, estando diagnosticados menos de la mitad de los casos.[1]

Situaciones especiales del sueño en las personas mayores:

- Dolor: La mayor prevalencia del dolor en esta edad interfiere directamente con el sueño, por la potenciación que se produce entre en dolor y el insomnio. Actuar de forma conjunta sobre el insomnio y el dolor es la mejor forma de ayudar en estas situaciones.

- La necesidad de orinar durante la noche, presente en el 80 % de los casos, aumenta la fragmentación del sueño.
- Excesiva somnolencia diurna: es un síntoma que puede estar relacionado con trastornos del sueño no diagnosticados, como la apnea obstructiva del sueño, o con situaciones de deterioro cognitivo y alteraciones del estado de ánimo.

En ocasiones, cuando les pregunto a mis pacientes por antecedentes familiares de trastornos del sueño, me contestan con total naturalidad: «Sí, mis padres duermen mal, pero ya son mayores. Lo solucionan con pastillas para dormir que toman desde hace tiempo». Créeme, la mayoría de las veces existen opciones mejores. Sin duda debería ser un motivo para consultar con un médico experto en medicina del sueño. Como he explicado en el capítulo 1, los niveles de melatonina se reducen con la edad; por eso, la melatonina de liberación prolongada es especialmente eficaz para mejorar el sueño y no tiene repercusiones en el nivel de alerta, como sí sucede con los fármacos hipnóticos que se usan la mayoría de las veces.

Como nuevos y esperanzadores métodos para mejorar el sueño, se están experimentando en la actualidad técnicas de estimulación cerebral que parecen lograr buenos resultados. Ojalá el tiempo los confirme y se puedan llevar a la práctica clínica pronto.

Pautas para mejorar el sueño de las personas mayores

- Mantener un correcto nivel de actividad física regular y diario, a ser posible por la mañana y también por la tarde.
- Evitar el sedentarismo. No pasar toda la tarde frente al televisor.
- Pasar tiempo en el exterior, recibiendo luz natural, tanto por la mañana como por la tarde.
- Asegurar un aporte adecuado de proteínas que permita construir los neurotransmisores de forma adecuada.
- Mantener unos horarios regulares de las comidas. Evitar el picoteo.
- Echar una siesta breve después de comer. Esta permitirá tener energía por la tarde y contrarrestar la tendencia al adelanto de fase. Sin embargo, no debe de ser prolongada, porque podría producir un desajuste del ritmo bifásico del sueño y alterar el periodo principal de sueño nocturno.
- Mantener horarios regulares de acostarse y levantarse, pero evitar acostarse sin sueño.
- Limitar el tiempo en la cama, porque podría fraccionar todavía más el sueño. Permanecer en la cama únicamente el tiempo real de sueño.
- Antes de medicarse por un posible insomnio, consultar con un especialista; podría tratarse de otro tipo de trastorno del sueño, como la apnea obstructiva del sueño o un trastorno del ritmo circadiano.
- Evitar la cafeína y el alcohol.

- Evitar el consumo excesivo de líquidos desde tres horas antes de acostarse, porque podría aumentar el número de despertares para ir al baño.
- Disponer cerca de la cama de una luz tenue y cálida para poder encenderla en los despertares para ir al baño. Aún mejores pueden ser las luces que se activen con el movimiento.
- Retirar los objetos en el camino de la cama al baño, como alfombras, para evitar caídas.

Que no se te olvide...

- Los ancianos necesitan tanto sueño como los adultos jóvenes, lo que sucede es que les resulta más difícil conseguirlo.

- Muchas personas no relacionan su deterioro durante el día a un empeoramiento del sueño, simplemente piensan que son cosas de la edad, pero en muchas ocasiones, si se mejora el sueño, ese deterioro disminuye.

EPÍLOGO Y AGRADECIMIENTOS

Después de más de veinte años de dedicación a la medicina del sueño, me siento un auténtico afortunado. Pocas cosas son tan reconfortantes y agradecidas como ayudar a los demás, desde cualquiera de los ámbitos posibles. Y yo lo he podido hacer gracias a la medicina, concretamente a una especialidad bastante desconocida. He ayudado a muchas personas a vivir con plenitud, porque las he ayudado a dormir mejor. Sin duda, mi trabajo y, sobre todo, mis pacientes me han dado muchas de las mayores satisfacciones de mi vida. Agradezco a todos ellos la confianza al poner su salud en mis manos y su tremenda generosidad al abrirme sus corazones y permitirme entrar en sus vidas. Gracias de todo corazón. Por vosotros y por todos los que vendrán valen la pena todos los esfuerzos realizados. Sois la energía que ha hecho posible que este amor por la medicina del sueño no solo siga tan fresco como el primer día, sino que siga creciendo con el paso de los años.

Nuestro ilustre Santiago Ramón y Cajal decía justo ahora hace cien años que era necesario cultivar nuestro cerebro para evitar los talentos perdidos por la ignorancia: «Se ha dicho tantas veces que el problema de España es un problema de cultura… Urge, en efecto, si queremos incorporarnos a los pueblos civilizados, cultivar intensamente los yermos de nuestra tierra y de nuestro cerebro, salvando para prosperidad y enaltecimiento patrios todos los ríos que se pierden en el mar y todos los talentos que se pierden en la ignorancia». Ayudemos también a frenar esa pérdida de talentos cultivando el sueño de nuestra sociedad.

Son necesarias múltiples actuaciones, algunas muy sencillas y otras más complejas, para conseguir que todo el mundo tenga la libertad de vivir bien dormido. Pero si hay una etapa de la vida en la que esas medidas son de extrema urgencia es en la adolescencia. Veréis que le dedico un capítulo muy extenso, porque es un tema que a mí me preocupa en especial.

Agradezco a mis hijos Pau y Xavi por esforzarse cada día en ser unos adolescentes bien dormidos y cada día mejores personas. Gracias, gordus, por darle un profundo sentido a mi vida, por permitirme revivir y entender mi infancia y, sobre todo, por ser un maravilloso espejo donde poder mirarme e intentar mejorar cada día.

A Mire, posiblemente la mujer mejor dormida sobre la tierra. Gracias, princesa, por tu sabiduría para crecer juntos.

A Fran y Pilar, mis padres. Gracias, papá, por trasmitirme la pasión por la vida, la generosidad y la lucha por ser feliz, haga lo que haga. Y, sobre todo, por haber sabido roncar tan bien: gracias a ello puede existir este libro. Gracias, mamá, por enseñarme la importancia de las formas y, cómo no, los codazos a papá para que dejase de roncar.

A mi hermana Pity, semilla accidental de mi vocación médica.

A mi querido Isaac Palomares, mi «psicólogo del sueño». Adorado por todos nuestros insomnes. El insomnio sufrió un duro revés desde que nació tu amor por el sueño. Sin tu ayuda este libro estaría cojo y nuestro equipo, tuerto.

A mi querido socio Lluís Pascual, tu confianza, ayuda y apoyo incondicional hacen que nuestro proyecto disfrute de excelente salud.

Al resto del equipo de Medicina del Sueño Doctor Albares. Silvia, gracias por tu fidelidad y confianza, tu enorme profesionalidad, tu sonrisa y predisposición diaria. A la Dra. Laura Lencina, por aportar entusiasmo, frescura y alegría cada minuto que pasa con nosotros. A la Dra. Pascual, la medicina del sueño ha ganado una profesional como la copa de un pino, suerte tenerte con nosotros. A Ana, sin tu orden, rigor y saber hacer, nada de esto sería posible. A Wilson y Sandra, nuestros ángeles guardianes de las noches.

A Eduard Estivill, por ser pionero de la medicina del sueño y guiar mis primeros pasos en este apasionante mundo.

A Juan Antonio Madrid y Beatriz Rodríguez, mis cronobiólogos de cabecera, por dar ritmo a la medicina del sueño. A vuestra colaboración y vuestra sabiduría deben muchos de nuestros pacientes su buen descanso.

Al doctor Àlex Santos, maestro hipnoterapeuta, por ampliar mis conocimientos sobre los estados de la conciencia y estimular «mi viaje del héroe».

A Marian Rojas, por encontrar un hueco en tu complicada agenda y por tu confianza en nuestro equipo de medicina del sueño.

A Xevi Verdaguer, por seguir ayudándome en el proceso de aprender nuevos conocimientos y herramientas para poder mejorar la salud de nuestros pacientes. No tengo duda de que la psiconeuroinmunología aporta, y aportará aún más en el futuro, importantes beneficios a la medicina del sueño.

A Laura Arranz, por sus enseñanzas en el mundo de la nutrición y el sueño.

A mi amigo, el Dr. David Baulenas, por darme una oportunidad de oro para poder llevar a cabo este proyecto maravilloso de mejorar el sueño de nuestra sociedad según mi propia visión.

A mi editora Rosario, por tu confianza desde el primer momento y por tus sabios consejos. A Montse, por tu sentido del humor y tu frescura, piezas claves de este libro. Sin duda, desde hoy sois parte responsable del buen sueño de mucha gente.

Y agradeceros a todos mis entrañables amigos, por suerte muchos y buenos, vosotros sabéis quienes sois, vuestra fidelidad, confianza y alegría, por ayudarme siempre a tener los pies en la tierra y recordar que reír es una de las mejores terapias que existen. Gracias por darme salud.

Tengo la impresión de que los principales trastornos del sueño aumentan según vamos desconectando de nuestra esencia y emociones, de nuestro cuerpo y del planeta en el que vivimos. Cada persona víctima de violencia se convierte en un nuevo insomne; cada árbol cortado, en una mayor privación de sueño; cada río y cada océano contaminados, en miles de pacientes con apnea del sueño. Que la comprensión de la importancia de nuestro sueño y de sus trastornos sirva para conseguir que podamos vivir en paz, armonía y respeto con el resto de los seres vivos de nuestro universo.

BIBLIOGRAFÍA Y LECTURAS RECOMENDADAS

CASES, Ferran y TELLER, Sara, *El cerebro de la gente feliz*, Barcelona, Grijalbo, 2021.

CASTELLANOS, Nazareth, *Neurociencia del cuerpo. Cómo el organismo esculpe el cuerpo*, Barcelona, Editorial Kairós, 2022.

ESTIVILL, Dr. Eduard y ESTIVILL, Dra. Carla, *El método Tokei. Cómo poner en hora tu reloj interno para vivir con salud, energía y optimismo*, Barcelona, Plaza & James Editores, 2021.

GOLEMAN, Daniel y DAVISON, Richard J., *Los beneficios de la meditación*, Barcelona, Kairós, 2017.

MADRID, Juan Antonio, *Cronobiología. Una guía para descubrir tu reloj biológico*, Barcelona, Plataforma Editorial, 2022.

MASIP, Marc, *Desconecta. La dieta digital para superar la adicción al móvil y hacer un uso adecuado de las nuevas tecnologías*, Barcelona, Libros Cúpula, 2018.

PALOMARES, Isaac, *El viaje de Hermes. Un recorrido por la comunicación eficaz*, Círculo Rojo Editorial, 2017.

ROJAS ESTAPÉ, Marian, *Cómo hacer que te pasen cosas buenas*, Barcelona, Espasa, 2018.

—, *Encuentra a tu persona vitamina*, Barcelona, Espasa, 2021.

SOI, Marcello, *Apágate, insomnio*, Barcelona, Lunwerg, 2022.

VERDAGUER, Xevi, *Transforma tu salud*, Barcelona, Grijalbo, 2019.

WALKER, Matthew, *Por qué dormimos. La nueva ciencia del sueño*, Madrid, Capitán Swing, 2019.

NOTAS

1. Dormir, ¿para qué?

1. Milewski, Matthew D., Skaggs, David L., Bishop, Gregory A., Pace, J. Lee, Ibrahim, David A.; Wren, Tishya A. L.; Barzdukas, Audrius, «Chronic Lack of Sleep is Associated with Increased Sports Injuries in Adolescent Athletes» [en línea], *Journal of Pediatric Orthopaedics* 34 (2), marzo de 2014, pp. 129-133, <DOI: 10.1097/BPO.0000000000000151>.
   Henriquez-Beltrán, Mario, Zapata-Lamana, Rafael, Ibarra-Mora, Jessica, Sepúlveda-Martin, Sonia, Martínez, Laura, Cigarroa, Igor, «Asociación entre problemas de sueño y rendimiento escolar: Resultados de la encuesta de salud y rendimiento escolar de la provincia del Biobío 2018» [en línea], *Andes Pediatr.* 93 (2), Santiago, abril de 2022, pp. 235-246, <DOI: 10.32641/andespediatr.v93i2.3734>.
2. Tochikubo, O., Ikea, A., *et al*, «Effects of insufficient sleep on blood pleasure monitored by new multi biomedical recorder» [en línea], Hypertension 27 (6), 1996, pp. 1318-249, <https://doi.org/10.1161/01.HYP.27.6.1318>.

2. *Homo sapiens*, un animal rítmico

1. Erland, L. A. y Saxena, P. K., «Melatonin natural health products and supplements:presence of serotonin in and significant variability of melatonin content» [en línea], *Journal of Clinical Sleep Medicine* 13 (2), 2017, pp. 275-281, <DOI: 10.5664/jcsm.6462>.
2. Zerón-Rugerio, M. F., Hernáez, Á., Porras-Loaiza, A. P., Cambras, T., Izquierdo-Pulido, M., «Eating jet lag: a marker of the variability in meal timing and its association with body mass index» [en línea], *Nutrients* 11 (12), diciembre de 2019, <DOI: https://doi.org/10.3390/nu11122980>.
3. Gómez-García, Teresa, Ruzafa-Martínez, María, Fuentelsaz-Gallego, Carmen, Madrid, Juan Antonio, Rol, María Ángeles, Martínez-Madrid, María José, Moreno-Casbas, Teresa, SYCE and RETICEF Group, «Nurses' sleep quality, work environment and quality of care in the Spanish National Health System: observational study among different shifts» [en línea], *BMJ Open* 6 (8), Agosto de 2016, <DOI: 10.1136/bmjopen-2016-012073>

4. Las vitaminas del sueño

1. Paul, Marla, «Natural Light In The Office Boosts Health» [en línea], *Northwestern University*, 2014, <https://news.northwestern.edu/stories/2014/08/natural-light-in-the-office-boosts-health>.

5. El insomnio

1. Sharma, Aruna, Castellani, Rudy J., Smith, Mark A., Muresanu, Dafin Fior, Dey, Prasanta Kumar, Sharma, Hari Shanker, «5-Hydroxytryptophan: A precursor of serotonin influences regional blood-brain barrier breakdown, cerebral blood flow, brain edema formation, and neuropathology» [en línea], *International Review of Neurobiology* 146, 2019, pp. 1-44, <https://doi.org/10.1016/bs.irn.2019.06.005>.
2. Yamadera, W., Inagawa, K., Chiba, S., Bannai, M., Takahashi, M., Nakayama, K., «Glycine ingestion improves subjective sleep quality in human volunteers, correlating with polysomnographic changes» [en línea], *Sleep and Biological Rhythms* 5(2), marzo de 2007, pp. 126-131, <https://doi.org/10.1111/j.1479-8425.2007.00262.x>.

Kawai, N., Sakai, N., Okuro, M., Karakawa, S., Tsuneyoshi, Y., Kawasaki, N., *et al.* (2015), «The sleep-promoting and hypothermic effects of glycine are mediated by NMDA receptors in the suprachiasmatic nucleus» [en línea], *Neuropsychopharmacology* 40 (6), mayo de 2015, pp. 1405-1416, <DOI: 10.1038/npp.2014.326>.

7. Ronquido y apnea obstructiva del sueño

1. Rodenstein, Daniel, «Sleep Apnea: Traffic and Occupational Accidents – Individual Risks, Socioeconomic and Legal Implications» [en línea], *Respiration* 78 (3), 2009, pp. 241-248, <DOI: 10.1159/000222811>.
2. Mediano, Olga, González Mangado, Nicolás, *et al.*, «Documento internacional de consenso sobre apnea

obstructiva del sueño» [en línea], *Archivos de Bronconeumología* 58 (1), enero de 2022, pp. 52-68, <DOI: 10.1016/j.arbres.2021.03.017>.

3. Frost and Sullivan, «In an Age of Constant Activity, the Solution to Improving the Nation's Health May Lie in Helping it Sleep Better» [en línea], *American Academy of Sleep Medicine*, 2016, <https://aasm.org/advocacy/initiatives/economic-impact-obstructive-sleep-apnea/>.

10. Nace tu bebé... El infierno de no dormir

1. Goyal, Deepika, Gay, Caryl, Lee; Kathryn, «Fragmented maternal sleep is more strongly correlated with depressive symptoms than infant temperament at three months postpartum» [en línea], *Arch Womens Ment Health* 12 (4), agosto de 2009, pp. 229-237, <DOI: 10.1007/s00737-009-0070-9>.

14. El sueño de las personas mayores

1. Miner, B., Kryger, M. H., «Sleep in the Aging Population» [en línea], *Sleep Medicine Clinics* 12 (1), marzo de 2017, pp. 31-38, <DOI: 10.1016/j.jsmc.2016.10.008>.

booket